U0129512

随身听中医传世经典系列

总主编◎裴颢

明·李中梓◎撰

医宗必读（下）

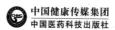

中国健康传媒集团

中国医药科技出版社

图书在版编目（CIP）数据

医宗必读/（明）李中梓撰 .—北京：中国医药科技出版社，2024.4
（随身听中医传世经典系列）
ISBN 978-7-5214-2963-3

Ⅰ.①医… Ⅱ.①李… Ⅲ.①中国医药学—总集 Ⅳ.① R2-52

中国版本图书馆 CIP 数据核字（2022）第 023465 号

策划编辑　白　极　　美术编辑　陈君杞
责任编辑　王连芬　　版式设计　也　在

出版　**中国健康传媒集团** │ 中国医药科技出版社
地址　北京市海淀区文慧园北路甲 22 号
邮编　100082
电话　发行：010-62227427　邮购：010-62236938
网址　www.cmstp.com
规格　880×1230mm ¹/₆₄
印张　11 ⁷/₈
字数　367 千字
版次　2024 年 4 月第 1 版
印次　2024 年 4 月第 1 次印刷
印刷　北京金康利印刷有限公司
经销　全国各地新华书店
书号　ISBN 978-7-5214-2963-3
定价　58.00 元

获取新书信息、投稿、
为图书纠错，请扫码
联系我们。

目　录

上　册

卷之一

卷之二

卷之三

卷之四

卷之五

下　册

《 卷之六 》

《 卷之七 》

《 卷之八 》

卷之九

卷之十

卷之六

云间李中梓士材父著
门人朱天定道力父参
侄孙李廷芳蘅伯父订

真中风

《灵枢经》曰：虚邪偏客于身半，其入深者，内居营卫，营卫衰则真气去，邪气独留，发为偏枯。此言邪气深而中脏者也。其邪气浅者，脉偏痛。此言邪气浅而中腑者，以痛为辨也。又曰：痱之为病也，身无痛者，四肢不收，志乱不甚，其言微知，可治；甚则不能言，不可治也。此亦言中脏之证，其名曰痱，身无痛者也，以志不甚乱，微能言者可治。若志乱而不能言，则不可治矣。

偏枯，身偏不用而痛，言不变，志不乱，病在分腠之间，巨针取之，益其不足，损其有余，乃可复也。此亦言中腑之证，肢体必痛，且能言，而神气清明，浅而可复也。

愚按：中风者，言为风邪所中，其受病重，非若伤风之轻也。风是四时八方之气，常以冬至之日，自坎而起，候其八方之风，从其乡来者，主长养万物；若不从其乡来者，名为虚贼风，害万物。体虚者则中之，当时未必即发，重感风邪，病遂发焉。脏腑有俞，俞皆在背，中风多从俞入者也，而有中腑、中脏、中血脉之分。

中腑者，其病在表，多着四肢，故肢节废，脉浮恶风，拘急不仁，外有六经之形证，太阳经证，头疼、身热、脊强。阳明经证，目痛、鼻干、不得卧。少阳经证，耳聋、胁痛、寒热、呕、口苦。太阴经证，腹满、自利、咽干。少阴经证，舌干、口燥。厥阴经证，烦满、囊缩。以小续命汤及疏风汤汗之。

中脏者，其病在里，多滞九窍，故唇缓、二便闭脾；不能言心；耳聋肾；鼻塞肺；目瞀肝。以三化汤及麻仁丸下之。

中血脉者，病在半表半里，外无六经之证，内无二便之闭，但见口眼㖞斜，半身作痛，不可过汗，恐虚其卫，不可大下，恐损其营，惟当养血、顺气，以大秦艽汤、羌活愈风汤和之。

中腑者，多兼中脏，如左关脉浮弦，面目青，左胁痛，筋脉拘急，目瞤，头目眩，手足不收，坐踞不得，此中胆兼中肝也，用犀角散。左寸脉浮洪，面赤，汗多，恶风，心神颠倒，语言謇涩，舌强口干，忪悸恍惚，此中胞络兼中心也，加味牛黄散。右关脉浮缓，或浮大，面黄，汗多，恶风，口喎语涩，身重，怠惰嗜卧，肌肤不仁，皮肉瞤动，腹胀不食，此中胃兼中脾也，防风散。右寸脉浮涩而短，鼻流清涕，面白多喘，胸中冒闷，短气，自汗，声嘶，四肢痿弱，此中大肠兼中肺也，五味子汤。左尺脉浮滑，面目黧黑，腰脊痛引小腹，不能俯仰，两耳虚鸣，骨节疼痛，足痿善恐，此中膀胱兼中肾也，独活散。此皆言真中风也，而有气、血之分焉。气虚者，右手足不仁，用六君子加钩藤、姜汁；血虚者，左手足不仁，四物汤加钩藤、竹沥、姜汁；气血俱虚者，左右手皆不仁，八珍汤加钩藤、竹沥、姜汁。

凡中风昏倒，先须顺气，然后治风，用竹沥、姜汁调苏合香丸。如口噤，抉开灌之，如抉不开，急用牙皂、生半夏、细辛为细末，吹入鼻内，有嚏可治，无嚏则死。最要分别闭与脱，二证明白，如牙关紧闭，两手握固，即是闭证，用苏合香丸，或三生饮之类开之；若口开心绝，手撒脾绝，眼合肝绝，遗尿肾绝，声如鼾，肺绝，即是脱证，更有吐沫、直视、肉脱、筋骨痛、发直、摇头上窜、面赤如妆、汗出如珠，皆脱绝之证。宜大剂理中汤灌之，及灸脐下，虽曰不治，亦可救十中之一。若误服苏合香丸、牛黄、至宝之类，即不可救矣。盖斩关夺门之将，原为闭证设，若施之脱证，如人既入井而又下之石也。世人蹈此弊而死者，不可胜数，故特表而出之。惟中脏之证是闭而非脱者，宜苏合香丸、牛黄丸、至宝丹、活命金丹之类。若中腑与中血脉之证，断不宜用。为内有麝香入脾治肉，牛黄入肝治筋，龙脑入肾治骨，恐反引风邪深入骨髓。如油入面，莫之能出。

角弓反张

阴阳经络，周环于身，风气乘虚入于诸阳之经，

则腹背反折，挛急如角弓之状，宜小续命汤。有汗不
恶寒曰柔痉，无汗恶寒曰刚痉。

口噤

手三阳之筋，结入于颌颊。足阳明之筋，上夹
于口，风寒乘虚入其筋则挛，故令牙关急而口噤也，
秦艽升麻汤。用甘草二段，每段长一寸，炭火上涂
麻油炙干，抉开牙关，令咬定，约人行十里许，又
换甘草一段，然后灌药，极效。或以苏合香丸擦牙，
或南星冰片擦之。

不语

脾脉络胃夹咽，连舌本，散舌下；心之别脉系
舌本。心脾受风，故舌强不语。亦有因肾脉不上循
喉咙挟舌本者。喉咙者，气之所以上下；会厌者，
音声之户；舌者，声之机；唇者，声之扇。风寒客
于会厌，故卒然无音。若因痰迷心窍，当清心火；
若因湿痰，当清脾热；若因风热，当清肝火；若因
风痰，当导痰涎；若因虚火上炎，当壮水之主；若

因虚寒厥逆，当益火之源。神仙解语丹、涤痰汤、加味转舌膏、八味丸随证选用。

取龟尿少许，点舌，神效。置龟于新荷叶上，以猪鬃鼻内戳之立出。

手足不随

肌肤尽痛，诸阳之经皆起于手足，而循行于身体。风寒客于肌肤，始为痹，复伤阳经，随其虚处而停滞，与血气相搏，故风痹而手足不随。实者脾土太过，当泻其湿；虚者脾土不足，当补其气。血枯筋急者，四物汤；木旺风淫者，四物汤加钩藤、秦艽、防风；痰多者，六君子加秦艽、天麻、竹沥、姜汁。

自汗

风多者，桂枝汤，若表虚者，玉屏风散。阳气虚者，芪附汤。若兼盗汗者，补中益气送六味地黄丸，或当归六黄汤。

半身不遂

譬如树木，或有一边津液不荫注，而枝叶偏枯，故知偏枯一证，皆由气血不周。经曰：风气通于肝。风搏则热盛，热盛则水干，水干则气不荣，精乃亡，此风病之所由作也。故曰：治风先治血，血行风自灭。古方有顺风匀气散、虎骨散、虎胫骨酒。外用蚕沙二石，分作三袋，蒸热，着患处，冷再易，以瘥为度。内用羊肚入粳米、葱白、姜、椒、豉、煮熟，日食一具，十日止，大效。

口眼㖞斜

多属胃土，而有筋脉之分。经云：足之阳明，手之太阳筋急，则口目为僻，眦急则不能卒视。此胃土之筋病也。又云：足阳明之脉挟口环唇。此胃土之脉为病也。口目常动，故风生焉；耳鼻常静，故风息焉。先烧皂角熏之，以逐外邪；次烧乳香熏之，以顺血脉。酒煎桂枝，取汁一碗，软布浸收，左㖞拓右，右㖞拓左，服清阳汤、秦艽升麻汤，或二方合用，外感加葱白。

小便不利

中风小便不利，不可以药利之，自汗则津液外亡，小便自少，清热止汗，小便自行也。

遗尿

多属气虚，宜参芪汤，少加益智，频频啜之。

多食

风木盛则克脾，脾受克求助于食，当泻肝理风以安脾，脾安则食自如常也。

痰涎壅盛

宜用吐法。稀涎散，或橘红一片，逆流水七碗，煎至二碗，顿服，白汤导之，吐痰之圣药也。二陈汤、星香散加竹沥、姜汁，虚者六君子同星香散，脉沉伏、无热者，三生饮加全蝎一个。养正丹可以堕下痰涎，镇安元气。肥人多中气盛于外而歉于内，人肥必气急而肺盛，肺金克肝木。故痰盛，治法以理气为急。

身痛

中腑者，多身痛，为风气所束，经脉不和，宜铁弹丸。虚寒者十味剉散。

昏冒

心神不足，痰滞于心包络，宜至宝丹，或牛黄清心丸。

预防中风

《宝鉴》云：凡大指、次指麻木，或不用者，三年内有中风之患，宜服愈风汤、天麻丸。薛立斋云：预防者，当养气血，节饮食，戒七情，远帏幕；若服前方，适所以招风取中也。

脉候

中风之脉，每见沉伏，亦有脉随气奔，指下洪盛者。浮迟者吉，坚大急疾者凶。浮大为风，浮迟为寒。浮数无热亦为风，大为火。滑为痰。

三生饮　治卒中昏冒，口眼㖞斜，半身不遂，痰气上壅，或六脉沉伏，或浮盛者，并宜服之。但脱绝证见者难治。

南星_{生用}，一两　川乌_{去皮，生用}，五钱　生附子_{五钱}
木香_{二钱五分}

每服五钱，水二盏，姜十片，煎六分服。

小续命汤　通治八风、五痹、痿厥等疾。春夏加石膏、知母、黄芩，秋冬加桂、附、芍药。

麻黄_{去节}　人参_{去芦}　黄芩_{去腐}　芍药_炒　甘草_炙
川芎　杏仁_{去皮尖，炒}　防己　官桂_{各一两}　防风_{一两}
_{五钱}　附子_{炮，去皮脐，五钱}

每服五钱，水一盏半，生姜五片，煎一盏服。

疏风汤　治表中风邪，半身不遂，语言微涩。

麻黄_{去节，三两}　杏仁_{去皮尖，炒}　益智仁_{各一两}
升麻_{五钱}

每服五钱，水煎，热服。

三化汤

厚朴_{姜炒}　大黄　枳实_{麸炒}　羌活_{各三钱}

水二碗，急火煎至一碗服。

麻仁丸

厚朴_{去皮，姜汁炒}　芍药_炒　枳实_{麸炒，各四两}　大黄_{蒸，焙，八两}　麻仁_{别研，三两}　杏仁_{去皮尖，炒，三两}

为末，蜜丸，梧子大，每服三钱，温水下。

大秦艽汤

秦艽　石膏_{各一钱}　甘草_炙　川芎　当归　芍药_炒　羌活　独活　防风　黄芩_炒　白术_{土炒}　白芷　茯苓　生地黄　熟地_{各五分}　细辛_{三分}

水煎服，天寒加生姜五片，春夏加知母一两。

羌活愈风汤　治肝肾虚，筋骨弱，语言难，精神昏愦，或肢体偏枯，多思健忘。

羌活　甘草_炙　防风　黄芪_{蜜炙}　蔓荆子　川芎　独活　细辛　枳壳_炒　麻黄_{去根}　地骨皮　人参　知母_{酒炒}　甘菊花_{去蒂}　薄荷叶　白芷　枸杞子　当归　杜仲_炒　秦艽　柴胡　半夏_制　厚朴_{姜汁炒}　前胡　熟地黄_{各二两}　白茯苓　黄芩_{各三两}　生地黄　苍术_炒

石膏　芍药_{各四两}　官桂_{一两}

每服一两，水煎服。大寒之后，加半夏、人参、柴胡、木通，迎而夺少阳之气也；谷雨之后，加石膏、黄芩、知母，迎而夺阳明之气也；季夏加防己、白术、茯苓，胜脾土之湿也；大暑之后，加厚朴、藿香、桂，迎而夺太阴之气也；霜降之后，加当归、桂、附，胜少阴之气也。

天麻丸　热胜则风动，宜静，是养血也；宜和，是行营卫，壮筋骨也。非大药不能治。

附子_{一两，炮}　天麻_{酒浸三宿，晒干}　牛膝_{酒浸一宿，焙干}　草薢_{另研}　玄参_{各六两}　杜仲_{七两，炒去丝}　当归_{十两，全用}　羌活_{十两}　生地黄_{十六两}　独活_{五两}

上为末，炼蜜丸，桐子大，每服五钱，空心白汤下。服药后，饥则食，不饥且止，大忌壅塞。

犀角散　治肝中风，流注四肢，上攻头面疼痛，言语謇涩，上焦风热，口眼㖞斜，脚膝软痛。

犀角_镑　石膏_{各一两}　羌活_{去芦}　羚羊角_{各七钱半}　人参_{去芦}　甘菊花　独活_{去芦}　黄芪　川芎　白术_{土炒}　黄芩　天麻　枳壳_{去穰，麸炒}　当归_{去芦}　酸枣仁_炒

防风去芦　白芷各五钱　甘草炙，二钱半

每服五钱，水一盏，生姜五片，煎服。

牛黄散　治心脏中风，恍惚恐惧，闷乱不得睡卧，语言错乱。

牛黄另研　麝香另研　犀角　羚羊角　龙齿另研　防风　天麻煨　独活　人参　沙参　茯神去木　川升麻　甘草炙　白鲜皮　远志去木　天竺黄各二钱半　龙脑一钱　朱砂水飞　铁粉另研　麦门冬各五钱

上为细末，研令匀，每服二钱，麦门冬汤下。

防风散　治脾脏中风，手足缓弱，舌强语涩，胸膈烦闷，志意恍惚，身体沉重。

防风　麻黄去节　人参　川芎　附子炮，去皮脐　桂心　黄芪去芦　赤茯苓去皮　酸枣仁炒　白术炒　独活去芦　桑白皮蜜炙　羚羊角各七钱半　甘草炙，五钱

每服四钱，水一盏，姜五片，煎服。

五味子汤　治肺脏中风，多汗恶风，时咳短气，昼瘥夜甚，偃卧，胸满息促。鼻两边下至口，上至眉，色白，急灸肺腧百壮；若色黄，其肺已化为血，不治。

五味子　杏仁炒，去皮　桂心各五钱　防风　炙甘草
赤芍药　川芎各一两　川椒二钱五分

每服五钱，水二盏，煎至一盏服。

独活汤　治肾脏中风，腰脊疼痛，脚冷痹弱，头昏耳聋，语音浑浊，四肢沉重。

独活　附子　当归　防风　天麻　桂心各一两
川芎　甘菊花　枳壳　山茱萸　黄芪酒炒　丹参　牛膝酒浸　草薢酒浸　甘草炙　细辛去苗　菖蒲　白术各五钱

每服四钱，水一盏半，生姜五片，煎服。

四君子汤　治气虚脉弱。

人参　白术　茯苓　甘草各等分

水煎服。加陈皮，名异功散；加橘红、半夏，名六君子汤。

四物汤　滋阴补血。

熟地黄　川芎　芍药　当归各等分

水煎服。四物、四君子两方合用，名八珍汤。更加黄芪、肉桂，名十全大补汤。肉桂、芍药、甘草，小建中汤也；黄芪、肉桂、芍药、甘草，即黄

芪建中汤也；半夏、橘红、茯苓、甘草，即二陈汤也。

附子理中汤 治脾胃冷弱，心腹疼痛，呕吐泻利，霍乱转筋，体冷微汗，手足厥冷，心下逆冷，腹中雷鸣，一切虚寒之证，并皆治之。

人参 附子炮 干姜炒 甘草炒 白术各等分

水煎服。

苏合香丸 治传尸骨蒸，痊忤鬼气，卒心痛，霍乱吐利，时气鬼魅，瘴疟，疫痢，瘀血，月闭，疝癖，疔肿，惊痫，中风，中气，痰厥，昏迷等证。

白术 青木香 犀角 香附炒，去毛 朱砂水飞 诃黎勒煨，取皮 檀香 安息香酒熬膏 沉香 麝香 丁香 荜茇各二两 龙脑 熏陆香别研 苏合香各一两

上为细末，研药匀，用安息香膏，并苏合香油，炼蜜和剂，丸如弹子大，以蜡匮固，绯绢当心带之，一切邪神不敢近。

至宝丹 治中风不语，中恶气绝，中诸物毒，疫毒瘴毒，蛊毒，产后血晕，口鼻血出，恶血攻心，烦躁，气喘，吐逆，难产，闷乱，死胎不下，并用

童便、姜汁磨服。又疗心肺积热，呕吐，邪气攻心，大肠风秘，神魂恍惚，头目昏眩，眠睡不安，唇口干燥，伤寒谵语。

人参　天竺黄　犀角　朱砂水飞　雄黄水飞　玳瑁琥珀各一两　麝香　龙脑各二钱五分　金箔半入药,半为衣银箔各五十片　牛黄　天南星各五钱　安息香一两五钱,为末,无灰酒搅,澄,飞过,去沙土,约得净数一两,火熬成膏

上为细末，将安息香膏重汤煮烊，入诸药中，和搅成剂，丸如龙眼核大，人参汤磨服。

牛黄清心丸　治诸风缓纵不随，语言謇涩，怔忡健忘，头目眩冒，胸中烦郁，痰涎壅塞，精神昏愦，心气不足，神志不定，惊恐怕怖，悲忧惨戚，虚烦少睡，喜怒无时，癫狂昏乱。

白芍药　麦门冬去心　黄芩　当归　防风　白术各一两半　柴胡　桔梗　芎䓖　白茯苓　杏仁去皮尖、双仁,炒黄,别研,各一两二钱五分　神曲　蒲黄炒　人参各二两半　羚羊角　麝香　龙脑各一两　甘草炒,五两肉桂　大豆黄卷碎,炒　阿胶碎,炒,各一两七钱半　白蔹干姜炮,各七钱五分　牛黄一两二钱　犀角二两　雄黄水

飞，八钱　干山药七两　金箔一千二百片　大枣一百枚，蒸，研膏

上除枣、杏仁、金箔、犀角、羚羊角、牛黄、雄黄、脑、麝外，为细末，入余药和匀，炼蜜与枣膏为丸，每丸一钱，即于内分金箔四百片为衣，温水化服。

养正丹一名来复丹，一名黑锡丹，一名三和丹。治上盛下虚，里寒外热，及伏暑泄泻如水。

硝石一两，同硫黄为末，入磁碟内微火炒，柳条搅，火不可太过，恐伤药力。再研极细，名二气末　太阴玄精石水飞　舶上硫黄透明者，各一两　五灵脂水澄去沙，晒干　青皮去白　陈皮去白，各二两

上用五灵脂、青皮、陈皮为末，次入玄精石末，及前二气末，拌匀，好醋打糊为丸，豌豆大，每服三十丸，空心米饮下。

稀涎散　治中风口噤，单蛾、双蛾。

江子仁六粒，每粒分作两半　牙皂三钱，切片　明矾一两

上先将矾化开，却入二味搅匀，待矾枯为末，

每用三分吹入，诸病皆愈。痰涎壅盛者，灯心汤下五分，在喉者即吐，在膈者即下。

星香汤 治中风痰盛，服热药不得者。

南星四钱　木香五分

水一盏，姜十片，煎七分服。

藿香正气散 治伤寒头痛，憎寒壮热，或感湿气，霍乱吐泻，伏暑吐泻，转筋。加香薷、扁豆、黄连，名藿薷汤。

大腹皮洗　白芷　茯苓　紫苏　藿香各一钱　厚朴姜汁炒　白术土炒　陈皮去白　桔梗　半夏各七分甘草四分

生姜三片，枣一枚，煎服。

清阳汤 治口眼㖞斜，颊腮紧急，胃中火盛，汗不出而小便数。

黄芪　当归身　升麻各二钱　葛根一钱五分　甘草炙红花　黄柏　桂枝各一钱　苏木　生甘草各五分

酒三盏，煎一盏服，炒香附熨摩紧急处即愈。

秦艽升麻汤 治口眼㖞斜，四肢拘急，恶风寒。

升麻　葛根　甘草炙　芍药　人参各五钱　秦艽

白芷　防风　桂枝各三钱

每服一两，水二盏，葱白三茎，煎一盏服。

顺风匀气散　治中风半身不遂，口眼㖞斜。

白术二钱　人参　天麻各五分　沉香　白芷　紫苏
木瓜　青皮　甘草炙，各三分　乌药一钱五分

生姜三片，水煎服。

虎骨散　治半身不遂，肌肉干瘦，为偏枯。忌
用麻黄发汗，此方润筋去风。

当归二两　赤芍药　续断　白术土炒　藁本　虎
骨各一两　乌蛇肉五钱

上为末，每服二钱，食后温酒调下。骨中烦疼，
加生地黄一两，脏寒自利，加天雄五钱。

虎胫骨酒

石斛去根　石楠叶　防风　虎胫骨酥炙　当归
茵芋叶　杜仲炒　川牛膝　川芎　狗脊燎去毛　续断
巴戟去心，各一两

上剉，以酒一斗，渍十日，每热服一碗。

地黄饮子　治舌喑不能言，足废不能行，肾虚
弱，其气厥不至舌下。

熟地黄　巴戟去心　山茱萸　肉苁蓉酒浸，焙
石斛　附子炮　五味子　白茯苓　菖蒲　远志去心
官桂　麦门冬去心，各五分

姜五片，枣二枚，薄荷七叶，水二盏，煎八
分服。

涤痰汤　治中风痰迷心窍，舌强不能言。

南星姜制，二钱　半夏汤洗七次，二钱　枳实炒　橘
红一钱二分　石菖蒲　人参各八分　竹茹六分　甘草三分
茯苓一钱

水二盅，生姜五片，煎一盅，食后服。

加味转舌膏本方由凉膈散加味而成

连翘　远志去木　薄荷　柿霜各一两　菖蒲六钱
栀子炒　防风　桔梗　黄芩酒炒　玄明粉　甘草　酒
大黄各五钱　犀角　川芎各三钱

上为末，炼蜜丸，弹子大，朱砂五钱为衣，食
后临卧薄荷汤送下一丸。

铁弹丸　治中风昏愦，口噤直视，瘈疭，口眼
㖞斜，涎潮语涩，筋挛骨痛，瘫痪偏枯，或麻木，
或瘙痒。此药极止疼痛，通经络，活血脉。

乳香另研　　没药另研，各一两　　川乌头一两五钱　　五灵脂淘净，四两　　麝香一钱

先将乳香、没药阴凉处细研，次入麝，次入药，再研匀，滴水和丸，如弹子大，每服一丸，食后临卧薄荷酒磨服。

十味剉散　　治中风血弱，筋骨疼痛，举动艰难。

附子三两，炮　　当归　　黄芪炙　　白芍药各二两　　川芎　防风　　白术各一两五钱　　肉桂一两　　茯苓　　熟地各七钱半

每服四钱，水一碗，姜八片，枣三枚，煎六分，临卧服。

医案

徽商汪华泉，忽然昏仆，遗尿手撒，汗出如珠，众皆以绝证既见，决无生理。余曰：手撒脾绝，遗尿肾绝，法在不治，惟大进参、附，或冀万一。遂以人参三两，熟附五钱，煎浓灌下，至晚而汗减；复煎人参二两，芪、术、附各五钱，是夜服尽，身体稍稍能动；再以参附膏加生姜、竹沥盏许，连进

三日，神气渐爽。嗣后以理中、补中等汤，调养二百日而安。

延平太守唐东瀛，多郁多思，又为府事劳神，昏冒痰壅，口㖞语涩，四肢不随，时欲悲泣，脉大而软，此脾、肺气虚，风在经络。余以补中益气去黄芪，加秦艽、防风、天麻、半夏，十剂证减二三，更加竹沥、姜汁，倍用人参，兼与八味丸，两月乃愈。

燕邸张可真，自远方归，忽中风昏冒，牙关紧闭。先以牙皂末取嚏，次以箸抉开，灌苏合丸二丸，然后以防风散投之，连进三服，出汗如洗。此邪自外解，去麻黄、独活、羚羊角，加秦艽、半夏、胆星、钩藤、姜汁，十剂痰清神爽，服六君子加竹沥、姜汁、钩藤，六十日而痊。

吴门太史姚现闻，中风昏愦，语言不出，面赤时笑，是心脏中风也。乙亥孟秋，延余诊之，六部皆得石脉。余归，谓唐名必曰：石者，冬令之脉也，新秋见之，非其时矣！其象先见于非时，当其时岂能再见耶？果至冬月而殁。

钱台石年近六旬，昏倦不能言，鼻塞，二便闭，此心、肺二脏中风也，服顺气疏风化痰之剂，已濒于危矣。比余诊之，六脉洪大，按之搏指，乃至虚反有盛候也，宜补中为主，佐以祛风化痰，方可回生。举家惶惧，两日不决。余瞑目而呼曰：今日无药则毙矣！若服参而病进，余一人独任其咎。乃以大剂补中益气，加秦艽、钩藤、防风、竹沥，再剂而神爽，加减调治，五十日始愈。

类中风

火中　虚中　湿中　寒中　暑中　气中　食中　恶中

类中风者，有类乎中风，实非中风也。或以风为他证，或以他证为风，投治混淆，伤生必矣。兹以相类之证八种，总汇于此，使学者临证洞然也。

火中

河间曰：瘫痪者，非肝木之风，亦非外中于风，良由将息失宜，心火暴甚，热气怫郁，心神昏冒，筋骨不用，卒倒无知，因喜、怒、悲、愁、恐五志过极，皆为热甚也。

心火盛者，凉膈散；肝火动者，小柴胡汤；水虚火炎者，六味地黄丸；痰多者，贝母瓜蒌散。

凉膈散　见真中风。

小柴胡汤　治肝胆有热，往来寒热。

柴胡一钱六分　黄芩　人参　半夏各八分　生姜三片　大枣三枚　甘草四分

水煎，温服。

六味地黄丸　治肾水不足，发热作渴，小便淋闭，气壅痰嗽，头目眩晕，眼花耳聋，咽干齿动，腰腿痿软，便血吐血，盗汗失音，水泛为痰。

熟地黄八两，杵膏　山茱萸肉　干山药各四两　牡丹皮　白茯苓　泽泻各三两

上为末，和地黄膏，加炼蜜丸，如桐子大，每服五钱，空心食前滚汤下。

贝母瓜蒌散　治痰多口眼㖞斜，手足麻痹。

贝母去心　瓜蒌　南星泡　荆芥　防风　羌活　黄柏炒　黄芩炒　黄连炒　白术土炒　陈皮去白　半夏

汤泡七次　薄荷　甘草炙　威灵仙　天花粉各五分

水二盅，姜三片，煎八分，至夜服。

虚中

东垣以卒倒昏愦，皆属气虚。过于劳役，耗损真元，脾胃虚衰，痰生气壅，宜六君子汤；虚而下陷者，补中益气汤；因于房劳者，六味地黄丸。

六君子汤　见真中风。

六味地黄丸　见火中。

补中益气汤

黄芪一钱五分　人参一钱五分　甘草五分，炙　橘皮七分　白术一钱，土炒　升麻三分　柴胡三分　归身一钱

水二盏，煎至一盏，食远服。

湿中

丹溪曰：东南之人，多由湿土生痰，痰生热，热生风，清燥汤主之。

内中湿者，脾土本虚，不能制湿，或食生冷水湿之物，或厚味醇酒，停于三焦，注于肌肉，则湿

从内中矣，宜渗湿汤。

外中湿者，或山岚瘴气，或天雨湿蒸，或远行涉水，或久卧湿地，则湿从外中矣。其证头重体痛，四肢倦怠，腿膝肿痛，身重浮肿，大便泄泻，小便黄赤，宜除湿羌活汤，虚者独活寄生汤。

清燥汤 治气虚湿热，肺金受邪，绝寒水生化之源，小便赤少，大便不实，腰膝酸软，口干作渴，体重麻木，头目眩晕，饮食少思，自汗盗汗，倦怠气促。

黄芪—钱五分　五味子九粒，杵，炒　黄连　神曲炒猪苓　柴胡　甘草炙，各二分　苍术炒　白术炒　麦门冬去心　陈皮　生地黄　泽泻各五分　茯苓　人参当归　升麻各三分　黄柏酒炒，三分

水二盅，煎一盅服。

渗湿汤

苍术泔浸，炒　白术土炒　茯苓各一钱半　陈皮泽泻　猪苓各一钱　香附　抚芎　砂仁　厚朴去皮，各七分　甘草三分

水二盅，姜三片，灯草十尺，煎八分服。

除湿羌活汤 治风湿相搏，一身重痛。

苍术_{泔浸，炒} 藁本_{各二钱} 羌活_{七分} 防风 升麻 柴胡_{各五分}

水煎，温服。

独活寄生汤 治肾虚卧湿，腰背拘急，筋挛骨痛，脚膝冷痹，缓弱偏枯，肿重艰步。

独活 桑寄生 牛膝 杜仲_炒 秦艽 细辛 白芍药_炒 茯苓 人参 当归 熟地黄 防风_{各等分} 甘草_{减半}

水二盅，生姜三片，煎一盅，空心温服。

寒中

身体强直，口噤不语，四肢战掉，卒然眩晕，身无汗者，此寒毒所中也。宜姜附汤，或附子麻黄汤。

姜附汤 治中寒昏倒，及阴证伤寒，大便自利。

干姜 熟附子_{各等分}

水煎服。

附子麻黄汤 治中寒昏冒，口眼㖞僻。

麻黄　白术炒　人参　甘草炙　附子炮　干姜各
等分

水煎服。

暑中

面垢闷倒，昏不知人，冷汗自出，手足微冷，
或吐，或泻，或喘，或满，或渴，先以苏合香丸抉
开灌之，或以来复丹研末，白汤灌下，或研蒜水灌
之，或剥蒜肉入鼻中，皆取其通窍也。

不蛀皂角，刮去黑皮，烧过存性，每皂角灰一
两，甘草末六钱，和匀，每服一钱，新汲水调下，
待其稍苏，辨证与药。

静而得之谓之中暑。中暑者，阴证也，当发散
也。或纳凉于广厦，或过食于生冷，头痛恶寒，肢
节疼痛，大热无汗，此阴寒所遏，阳气不得发越，
轻者香薷饮，重者大顺散。

动而得之谓之中热，中热者，阳证也。热伤元
气，非形体受病也。或行役于长途，或务农于赤日，
头痛躁热，肌肤大热，大渴，多汗少气，苍术白虎

汤主之。热死人切勿便与冷水，及卧冷地，宜置日中，或令近火，以热汤灌之即活。

苏合香丸　见真中风。

来复丹　见真中风。

香薷饮　本方加人参、白术、陈皮、茯苓、木瓜、黄芪，名十味香薷饮，虚者宜之。

香薷去根，三钱　厚朴一钱五分　白扁豆微炒，一钱　甘草五分

水二盏，煎一盏，沉冷服。此暑月发散之剂，惟中暑者宜之。若奔走劳役而中热者，用此温散之剂，复伤其气，如火益热矣。世多不知而混用，故特表而出之。

大顺散　治纳凉太过，饮冷太多，脾胃受寒，霍乱吐泻，此舍时从证之剂也。

甘草三两　干姜　杏仁去皮尖　肉桂去皮，各四钱

上先将甘草炒熟，次入干姜同炒，令姜裂；次入杏仁同炒，令杏仁不作声为度；后入桂磨筛。每服二钱，井花水调服，沸汤点服亦得。

苍术白虎汤

知母一钱　石膏三钱　甘草三分　粳米一钱　苍术一钱，炒

水二杯，煎至一杯服。

气中

七情内伤，气逆为病，痰涌昏塞，牙关紧急，极与中风相似。但风中身温，气中身冷；风中脉浮应人迎，气中脉沉应气口。以气药治风犹可，以风药治气则不可。急以苏合香丸灌之，候醒，以八味顺气散加香附，或木香调气散，有痰者星香散；若其人本虚，痰气上逆，关格不通，宜养正丹。

苏合香丸　见真中风。

八味顺气散

白术炒黄　白茯苓　青皮去白　白芷　橘红　乌药
人参各五分　炙甘草三分

水一碗，煎七分服。

木香调气散

白豆蔻研　丁香　檀香　木香各二两　藿香　炙

甘草各八两　砂仁四两

上为细末，每服二钱，沸汤入盐少许点服。

星香散　见真中风。

养正丹　见真中风。

食中

醉饱过度，或感风寒，或着气恼，以致填塞胸中，胃气不行，忽然厥逆昏迷，口不能言，肢不能举，若误作中风、中气治之，必死。宜煎姜盐汤探吐。风寒者，藿香正气散；气滞者，八味顺气散。吐后别无他证，只以苍术、白术、陈皮、厚朴、甘草之类调之。

藿香正气散　见真中风。

八味顺气散　见气中。

恶中

登冢入庙，吊死问丧，飞尸鬼击，卒厥客忤，手足逆冷，肌肤粟起，头面青黑，精神不守，或错言妄语，牙闭口噤，昏晕不知人，宜苏合香丸灌之，俟少苏，服调气平胃散。

苏合香丸 见真中风。

调气平胃散

木香　乌药　白豆蔻　檀香　砂仁各一钱　藿香
一钱二分　苍术一钱五分　厚朴姜汁炒　陈皮各一钱　甘
草五分

水二盅，生姜三片，煎一盅，食前服。

医案

太史杨方壶夫人，忽然晕倒，医以中风之药投
之，不效。迎余诊之，左关弦急，右关滑大而软。
本因元气不足，又因怒后食停，先以理气消食之药
进之，得解黑屎数枚，急以六君子加姜汁，服四剂
而后晕止。更以人参五钱，芪、术、半夏各三钱，
茯苓、归身各二钱加减，调理两月而愈。此名虚中，
亦兼食中。

邑尊张太羹令郎，丙子六月间，未、申时，晕
绝不知人，至更余未苏，此得之生冷太过也。皂角
末吹鼻中无嚏，举家惊惶，余以皂角灰存性，新汲

水灌之，更取沉、檀焚之，俾香气满室，以达其窍，至子后方苏，服十味香薷饮而安。此暑中挟虚。

给谏晏怀泉夫人，先患胸腹痛，次日卒然晕倒，手足厥逆，时有医者以牛黄丸磨就将服矣。余诊之，六脉皆伏，惟气口稍动，此食满胸中，阴阳痞隔，升降不通，故脉伏而气口独见也。取陈皮、砂仁各一两，姜八钱，盐三钱，煎汤以指探吐，得宿食五六碗，六脉尽见矣。左关弦大，胸腹痛甚，知为大怒所伤也。以木香、青皮、橘红、白术、香附煎成与服，两剂痛止。更以四君子加木香、乌药，调理十余日方瘥。此食中兼气中。

章仲舆令爱，在阁时昏晕不知人，苏合香丸灌醒后，狂言妄语，喃喃不休，余诊其左脉七至，大而无伦，右脉三至，微而难见，正所谓两手如出两人，此祟恁之脉也。线带系定二大拇指，以艾炷灸两介甲至七壮，鬼即哀词求去。服调气平胃散加桃奴，数日而祟绝。此名恶中。

伤 风

经曰：虚邪贼风，阳先受之。又曰：肉腠闭拒，虽有大风苛毒，弗之能害。脾虚则肌肉不充，肺虚则玄府不闭，风邪乘虚，乃客于经。譬诸盗贼，若重关高垒，则不能入，少有疏漏，而后犯之，故曰虚邪贼风。又曰：肉腠闭拒，弗之能害。风者，天之阳气，其乘于人则伤卫。卫者，阳也，故曰阳先受之。

愚按：风为阳邪，善行数变，其伤人也，必从俞入，俞皆在背，故背常固密，风弗能干。已受风者，常曝其背，使之透热，则潜消嘿散。经文所谓乘虚来犯固矣，若其人素有痰热，壅遏于太阴、阳明之经，内有窠囊，则风邪易于外束，若为之招引者，然所谓风乘火势，火借风威，互相鼓煽也。治实之法，秋冬与之辛温，春夏与之辛凉，解其肌表，从汗而散；治虚之法，固其卫气，兼解风邪。若专与发散，或汗多亡阳，或屡痊屡发，皆治之过也。治风火之法，辛凉外发，甘苦内和，勿与苦寒。恐正不得申，邪不得解耳。

神术散　治伤风头痛，鼻塞声重。

苍术　藁本　白芷　细辛　羌活　川芎　甘草
炙，各六分

水盏半，姜三片，葱白三茎，煎八分，热服。

川芎茶调散　治伤风头目昏痛，鼻塞声重。

薄荷叶四两　川芎二两　羌活　甘草各一两　荆芥
二两　白芷一两　防风七钱　细辛五钱

上为末，每服二钱，茶调下。

参苏饮　治伤风，发热头痛，咳嗽涕唾稠黏。

人参　苏叶　干葛　半夏制　前胡　桔梗　枳壳
陈皮　茯苓　甘草各八分　木香磨，一分

水盏半，姜五片，枣一枚，煎八分服。

消风散　治四时感冒，发热恶寒，头痛声重。

苍术　麻黄　荆芥　白芷　陈皮各一钱　甘草
五分

水盏半，姜三片，葱白一茎，煎八分服。

人参败毒散　治头痛，发热，恶寒，鼻塞、声重。

人参　羌活　桔梗去芦　柴胡　前胡　独活　枳

壳_炒　川芎　茯苓　甘草_{各一钱}

水盅半，姜三片，煎服。

柴胡升麻汤

柴胡　前胡　升麻　桑白皮　赤芍药　干葛

黄芩_炒　石膏　荆芥_{各一钱}

水二盅，姜三片，淡豆豉二十粒，煎一盅服。

虚　痨

经曰：阴虚生内热。阴者，水之属也。肾水不足，则虚火燔炎，故内热。此言血虚之痨也。又曰：劳则喘，且汗出，内外皆越，故气耗矣。又曰：有所劳倦，形气衰少，谷气不盛，上焦不行，下脘不通，而胃气热，热气熏胸中，故内热。劳字从力、从火，劳力则二火炎于高巅。气急而喘，内越也；气蒸而汗，外越也。内外皆越，故气耗矣。一劳则伤脾，脾主四肢，故困倦无气以动；脾主肌肉，故形气衰少；脾主消谷，脾虚不运，故谷气不盛。脾者，肺之母也，肺处上焦，主气以下布者也，土虚不能生金，则肺薄而浊气不能达于下脘，地气不升，天气不降，清气陷下，浊气逆上，故内热。

此言气虚之痨也。

愚按：《内经》之言虚痨，惟是气血两端。至巢氏《病源》，始分五脏之痨，七情之伤，甚而分气、血、筋、骨、肌、精之六极，又分脑、髓、玉房、胞络、骨、血、筋、脉、肝、心、脾、肺、肾、膀胱、胆、胃、三焦、大小肠、肉、肤、皮、气之二十三蒸。《本事方》更分传尸、鬼疰，至于九十九种，其凿空附会，重出复见，固无论矣。使学者惑于多歧，用方错杂，伊谁之咎乎？

盖以《内经》为式，第于脾、肾分主气血，约而该，确而可守也。夫人之虚，不属于气，即属于血，五脏六腑，莫能外焉。而独举脾、肾者，水为万物之元，土为万物之母，二脏安和，一身皆治，百疾不生。夫脾具土德，脾安则土为金母，金实水源，且土不凌水，水安其位，故脾安则肾愈安也。肾兼水火，肾安则水不挟肝上泛而凌土湿，火能益土运行而化精微，故肾安则脾愈安也。孙思邈云：补脾不如补肾。许学士云：补肾不如补脾。两先生深知二脏为生人之根本，又知二脏有相赞之功能，故其说似背，其旨实同也。救肾者必本于阴血，血主濡之，血属阴，主下降，虚则上升，当敛而抑，六味丸是也；救脾者必本于阳气，气主煦之，气为阳，主上升，虚则下陷，当升而举，补中益气汤是也。

近世治痨，专以四物汤加黄柏、知母，不知四物皆阴，行秋冬之气，非所以生万物者也。且血药常滞，非痰多食少者所宜；血药常润，久行必致滑肠。黄柏、知母，其性苦寒，能泻实火，名曰滋阴，其实燥而损血；名曰降火，其实苦先入心，久而增气，反能助火，至其败胃，所不待言。丹溪有言，实火可泻，虚火可补，痨证之火，虚乎？实乎？泻之可乎？矫其偏者，辄以桂、附为家常茶饭，此惟火衰者宜之，若血气燥热之人，能无助火为害哉？

大抵虚痨之证，疑难不少，如补脾保肺，法当兼行，然脾喜温燥，肺喜清润，保肺则碍脾，补脾则碍肺，惟燥热而甚，能食而不泻者，润肺当急，而补脾之药亦不可缺也。倘虚羸而甚，食少泻多，虽咳嗽不宁，但以补脾为急，而清润之品宜戒矣。

脾有生肺之能，肺无扶脾之力，故补脾之药，尤要于保肺也。尝见痨证之死，多死于泄泻，泄泻之因，多因于清润，司命者能不为兢兢耶！

又如补肾理脾，法当兼行，然方欲以甘寒补肾，其人减食，又恐不利于脾；方欲以辛温快脾，其人阴伤，又恐愈耗其水。两者并衡而较重脾者，以脾土上交于心，下交于肾故也。若肾大虚，而势困笃者，又不可拘。要知滋肾之中，佐以砂仁、沉香，壮脾之中，参以五味、肉桂，随时活法可耳。

又如无阳则阴无以生，无阴则阳无以化，宜不可偏也。然东垣曰：甘温能除大热。又曰：血脱补气。又曰：独阴不长。春夏之温可以发育，秋冬之寒不能生长，虚者必补以人参之甘温，阳生阴长之理也。且虚痨证受补者可治，不受补者不治，故葛可久治痨，神良素著，所垂十方，用参者七。丹溪专主滋阴，所述治痨方案，用参者亦十之七。不用参者，非其新伤，必其轻浅者耳。自好古肺热伤肺，节斋服参必死之说，印定后人眼目，甘用苦寒，直至上呕下泄，犹不悔悟，良可悲已。幸李濒湖、汪石山详为之辨，而宿习难返，贻祸未已。不知肺经自有热者，肺脉按之而实，与参诚不相宜；若火来乘金者，肺脉按之而虚，金气大伤，非参不保。前哲有言曰：土旺而金生，勿拘拘于保肺；水壮而火熄，毋汲汲于清心。可谓洞达《内经》之旨，深窥根本之治者也。

传尸痨瘵

虚痨热毒，积久则生恶虫，食人脏腑，其证蒸热咳嗽，胸闷背痛，两目不明，四肢无力，腰膝酸疼，卧而不寐，或面色脱白，或两颊时红，常怀忿怒，梦与鬼交，同气连枝，多遭传染，甚而灭门，大可畏也。法当补虚以复其元，杀虫以绝其根，能杀其虫，虽病者不生，亦可绝其传疰耳。

凡近视此病者，不宜饥饿，虚者须服补药，宜佩安息香及麝香，则虫鬼不敢侵也。

吐血

上盛下虚，血随气上，法当顺气，气降则血归经矣，苏子降气汤。脉来微软，精神困倦，是气虚不能摄血，人参饮子，或独参汤。脉洪有力，精神不倦，胸中满痛，或吐血块，用生地黄、赤芍药、当归、丹皮、丹参、桃仁、大黄之属，从大便导之。血以上出为逆，下出为顺，苟非大虚泄泻者，皆当行之，以转逆为顺，此釜底抽薪之妙法。若吐血已多，困倦虚乏者，不可行也。吐多而急欲止之，生地黄、当归、丹皮、赤芍药煎汤，入藕汁、童便各一钟，血余炭二钱，墨灰五分调匀，热服。怒气伤肝者，丹皮、芍药、木香之属；劳心者，莲子、糯米、柏仁、远志、枣仁、茯神之属；酒伤者，干葛、茅花、侧柏、荆芥穗之属；饮食伤胃者，白术、陈皮、甘草、谷芽、砂仁之属。吐血色暗，脉迟而寒者，理中汤。劳力者，苏子降气汤加阿胶，或以猪肺煮熟，蘸白及末食之。

咳嗽血

涎唾中有少血散漫者，此肾虚火炎之血也。六味地黄汤加童便、阿胶。血如红缕，在痰中嗽出者，此肺血也，二冬、二母、白及、阿胶、甘草、苡仁、紫菀、百合、桔梗。肺伤者，其人劳倦，人参救肺散。肺痿吐脓血，薏苡仁煮粥，日服半升。凡血证既久，古人多以胃药收功，四君子汤。

咯血

不嗽而血从咯出，此肾血也。地黄、牛膝、牡丹皮、茯苓、当归、青黛、玄参、童便。

咳嗽

有声无痰曰咳，肺因火烁也，新定清宁膏；有痰无声曰嗽，脾受湿侵也，二陈汤。脾虚倦怠者，六君子汤。

死证

虚痨不服参、芪，为不受补者死。痨嗽声哑者死。一边不能睡者死。痨证久泻者死。大肉去者死。吐血浅红色似肉似肺，谓之咳白血，必死。

脉候

寸口脉浮而迟，浮则为虚，迟则为痨。左手脉细，右手浮大劲急，为正虚邪盛，必死。久病沉细而数者死。中空外急，此名革脉，妇人半产漏下，男子亡血失精。脉结者，三年内必死。脉代者，三月内必死。

医案

邑宰何金阳福建邵武府人，名望海。令郎虚损，已濒于危，见余拙刻《微论》《药解》《脉象》诸书，遣使聘余。手书云：尝闻一命之士，存心爱物，于人必有所济，况老先生。天地万物为体，分医国之余，著述嘉刻，皆本性命而立言，望海神交，深知云间有李先生，东垣再来也。缘小儿天根久耽书癖，昕夕穷神，而不自节，气暴阴伤，形瘁于劳，精摇于梦，汗出乎寐，而柴栅其中，饵药历岁，毫末无功，不远数千里，专迂台车！俯矜望海，枕杜单传。年几半百，仅举独子。顾其羸顿，焦腑俱焚。伏读老先生《广嗣论》中，一旦至我而斩之语，念之大惧，不自知其涕泗之沾襟也。以是乞刀圭，如仙掌金茎，一洒甘露，起骨而肉之，仰惟仁人君子，必不遐遗，则小儿自此有生之年，皆老先生引手之赐也。金石可销，此心不晦。再造之天，敢忘衔结耶！余感其言遂往，比至而病益进矣。简其所服，以四物、知、柏为主，芩、连、二冬为加减。诊其脉大而数，按之极软。余曰：中气大寒，反为药苦矣。乃以归脾汤入肉桂一钱，人参五钱，当晚得熟寐，居十日而汗止精藏，更以还少丹兼进，补中益气间服，一月而瘳。

少宗伯顾邻初，丙辰年患发热困倦，目昏耳鸣，脚软不能行，大便燥结，手足麻痹，腰胯疼痛。余诊之曰，肾虚不能上交，心虚不能下济，且尺脉迟软，力勉其用八味丸、十全大补汤加圆眼三十枚。五十余日，精神渐旺，肌肉渐充，致书鸣感。一日多饮虎骨酒，大便仍结，医者皆云：八味丸非久服之药，十全大补宜去肉桂，反用知母、玄参佐之，服之数月，遂致不起。

学宪黄贞父，下血甚多，面色痿黄，发热倦怠，盗汗遗精。余诊之曰：脾虚不能统血，肾虚不能闭藏，法当以补中益气，五帖并一而进之。十日汗止，二十日血止，再以六味地黄丸间服，一月而安。

南都许轮所孙女，吐血痰嗽，六月诊之，两尺如烂绵，两寸大而数，余曰：金以火为仇，肺不浮涩，反得洪大，贼脉见矣，秋令可忧。八月初五复诊，肺之洪者变为细数，肾之软者变为疾劲。余曰：岁在戊午，少阴司天，两尺不应，今尺当不应而反大，寸当浮大而反沉细，尺寸反者死。肺至悬绝，十二日死。计其期，当死于十六日，然能食者过期，况十六、十七两日皆金，未遽绝也。十八日交寒露，又值火日，经曰：手太阴气绝，丙日笃，丁日死，言火日也。寅时乃气血注肺之时，不能注则绝，必死于十八日寅时矣。轮所闻之，潸然泪下，以其能食，犹不肯信，果至十八日未晓而终。

汪望洋之孙，年方舞象，发热咳嗽，羸弱头眩，二冬、二母、知、柏、芩、连，不啻百剂，病势转增，余诊其脉，右脉虚软，乃知脾肺气虚，火不生土之候也。遂用补中益气加五味子、苡仁、姜、桂至三钱，十剂而减，两月乃安。春初又发，令其服补中丸一年，诸证永不再作矣。

吴门张饮光，发热干咳，呼吸喘急。始用苏子降气，不应，乃服八味丸，喘益急，轻舟兼夜迎余。余视其两颊俱赤，六脉数大，此肺肝蕴热也。以逍遥散用牡丹皮一两，苡仁五钱，兰叶三钱，连进两剂，喘急顿止。以地黄丸料用麦冬、五味煎膏及龟胶为丸，至十斤而康。

给谏章鲁斋，在吾邑作令时，令郎凌九，吐血发热，遗精盗汗，形肉衰削。先有医士戒之曰：勿服人参，若误服之，无药可救矣，两月弗效。召余诊。曰：此脾肺气虚之候，非大剂参芪不可。鲁斋骇曰：前有医者戒之甚严，而兄用之甚多，何相悬也？曰：此医能任决效否？曰：不能也。余曰：请易参五斤，毋掣其肘，期于三月，可以报绩。陈论甚力，鲁斋信而从之，遂用六君子，间用补中益气及七味丸疗之，日轻一日，果如所约。

尚宝卿须日华，林下多郁，且有暴怒，吐血甚多，倦怠异常，余以六君子，纳参一两、干姜一钱、木香八分，四日而血止。后因怒气，血复大作。余曰：先与平肝，继当大补，然夏得秋脉，所谓早见非时之脉，当其时不能再见矣。果如期而殁。

大宗伯董玄宰，乙卯春，有少妾吐血蒸嗽，先用清火，继用补中，俱不见效，迎余治之。余曰：两尺沉实，少腹按之必痛，询之果然。此怒后蓄血，经年弗效，乃为蒸热，热甚而吐血，阴伤之甚也。乃与四物汤加郁金、桃仁、穿山甲、大黄少许，下黑血升余，少腹痛仍在，更以前药加大黄三钱，煎服，又下黑血块及如桃胶、蚬肉者三四升，腹痛乃止。虚倦异常，与独参汤饮之，三日而热减六七，服十全大补汤百余日而康复如常。

刑部主政唐名必，劳心太过，因食海鲜吐血，有痰，喉间如鲠，日晡烦热，喜其六脉不数，惟左寸涩而细，右关大而软，思虑伤心脾也。以归脾汤大料，加丹参、丹皮、麦门冬、生地黄，二十余剂而证减六七，兼服六味丸三月，遂不复发。

吴门周复庵，年及五旬，荒于酒色，忽然头痛发热，医以羌活汤散之。汗出不止，昏晕不苏。余与之灸关元十壮而醒，四君子加姜、桂，日服三剂，至三日少康。分析家产，劳而且怒，复发厥，余用好参一两、熟附二钱、煨姜十片，煎服，稍醒，但一转侧即厥，一日之间，计厥七次，服参三两，至明日以羊肉羹、糯米粥与之，尚厥二三次，至五日而厥定。向余泣曰：已蒙再生，不知有痊愈之日否？余曰：脉有根蒂，但元气虚极，非三载调摄不能康也。幸其恪信余言，遵守用药，两月之间，服参四斤，三年之内，进剂六百帖，丸药七十余斤，方得步履如初。亲友众多，议论杂出，若非病人任之专，或久而见疑，服药少怠，未有获生者也。

侍御冯五玉令爱，发热咳嗽，已及半载，十月间吐鲜血甚多，一日之内，不过食粥一盏，大肉消陷，大便溏泄，沉困着床，脉来七至。余曰：法在不救，人所共知，若能惟余是听，不为旁挠，可救十中之一。每帖用人参五钱，桂、附各一钱，芪、术各三钱，归、芍各二钱，陈皮一钱，日投三帖，约进七十剂，及壮水丸三斤，而后起于床，又三月而饮食如旧。若泥常法而弃之，幽潜沉冤矣。

新定拯阴理痨汤 治阴虚火动，皮寒骨热，食少痰多，咳嗽短气，倦怠焦烦。《内经》阴虚内热之方。

生地黄二钱，忌铜、铁器，姜汁、酒炒透　当归身一钱，酒洗　麦门冬一钱，去心　白芍药七分，酒炒　北五味三分　人参六分　甘草炙，四分　莲子三钱，不去衣　苡仁三钱　橘红一钱　牡丹皮一钱

水二盅，枣一枚，煎一盅，分二次徐徐呷之。肺脉重按有力者，去人参；有血加阿胶、童便；热盛加地骨皮；泄泻减归、地，加山药、茯苓；倦甚用参三钱；咳者，燥痰也，加贝母、桑皮；嗽者，湿痰也，加半夏、茯苓；不寐加枣仁；汗多亦用。此余自立之方，用治阴虚火炽，譬如溽暑伊郁之时，而商飙飒然倏动，则炎燠如失矣。久服无败胃之虞。

新定拯阳理痨汤 治痨伤气耗，倦怠懒言，动作喘乏，表热自汗，心烦，遍身作痛。《内经》劳倦气耗之方。

黄芪三钱，酒炒　人参二钱，去芦　肉桂七分，去皮　当归一钱五分，酒炒　白术二钱，土炒　甘草五分，酒炒

陈皮一钱，去白　北五味四分，打碎

水二盅，姜三片，枣肉二枚，煎一盅服。如烦热口干，加生地黄；气浮心乱，加丹参、枣仁；咳嗽加麦门冬；挟湿加茯苓、苍术；脉沉迟，加熟附子；脉数实去桂，加生地黄；胸闷倍陈皮，加桔梗；痰多半夏、茯苓；泄泻升麻、柴胡；口渴加干葛。夏月去桂附，冬月加干姜。

四物汤　附子理中汤　异功散　六君子汤　八珍汤　五方并见真中风。

补中益气汤　见类中风。

十全大补汤　治诸虚劳伤，饮食不进，久病尪羸，潮热背痛，梦遗脚软，喘嗽烦闷。

肉桂去皮　甘草炙　芍药炒　黄芪蜜水炒　当归酒洗　川芎　人参去芦　白术土炒　茯苓去皮　熟地各等分

每服六钱，水二盅，姜三片，枣肉二枚，煎一盅服。

小建中汤

桂枝去皮　甘草炙　生姜各一钱　芍药二钱　大枣

一枚　胶饴一钱

水盏半，煎一盏，入饴，更上微火熔化，温服。酒家、呕家俱禁此汤，以其甜也。加黄芪，名黄芪建中汤。

八味地黄丸　治肾虚发热作渴，淋闭，痰嗽，头眩，眼花耳鸣，咽燥，舌痛，牙疼，腰腿痿软，自汗盗汗，便血，吐衄血，发热失音，水泛为痰。

熟地黄八两，杵膏　山茱萸肉　干山药各四两　牡丹皮　白茯苓　泽泻各三两　熟附子一两　肉桂去皮，一两

上为末，和地黄膏，加炼蜜丸，桐子大，每服三钱，空心食前滚汤下。去附子，名七味丸；去桂附，名六味丸。

还少丹　大补心肾脾胃，一切虚损。

干山药　牛膝酒浸　远志去心　山茱萸去核　白茯苓　五味子烘　巴戟酒浸，去心　肉苁蓉酒浸，去甲　石菖蒲　楮实　杜仲姜汁酒炒，断丝　舶茴香各一两　枸杞子烘　熟地黄各二两

为末，炼蜜丸，如桐子大，每服三钱，温酒或

盐汤下，日三服，久服令人悦颜，轻健不老。

酸枣仁汤 治心肾不交，怔忡恍惚，夜卧不安，精血虚耗，脾胃泄泻。

酸枣仁一钱五分　远志肉　黄芪蜜水炒　莲肉去心　人参　当归酒炒　白茯苓　茯神各一钱　陈皮　甘草炙，各五分

水二盅，姜三片，枣一枚，煎一盅，日三服。
心热者，加黄连、生地黄、麦门冬、木通。

白术散 治脾胃虚寒，呕吐泄泻，食少胸满。

白术土炒　人参　草果　厚朴酒浸，炒　肉果面裹，煨透　陈皮　木香　麦芽炒，各一钱　甘草炙，五分

水二盅，姜五片，枣一枚，煎一盅服。

小甘露饮 治脾痨实热，身黄咽痛。

黄芩一钱　升麻五分　茵陈一钱　山栀八分　桔梗炒，六分　生地黄炒，一钱五分　石斛二钱　甘草四分

水盅半，姜五片，煎八分服。

温肺汤 治肺痨虚寒，胸满冷痛。

人参一钱　甘草四分，炙　半夏　肉桂　橘红　干姜炒，各八分　木香五分

水盅半，煎八分服。

凉肺汤 治肺痨实热，咳嗽喘急。

知母_{去毛，炒} 贝母 天门冬_{去心} 麦门冬_{各一钱半} 黄芩 橘红_{各一钱} 甘草_{五分} 桑皮_{八分}

水盅半，煎八分服。

温肾丸 治肾痨虚寒，腰痛足软，遗浊。

熟地黄_{酒煮，杵膏} 杜仲_{炒，去丝} 菟丝子 石斛_{去根} 黄芪 续断 肉桂_{去皮} 磁石_{煅，醋淬} 牛膝_{去芦} 沉香_{别研} 五加皮 山药_{炒，各一两}

上为末，用雄羊肾两对，葱、椒、酒煮烂，入酒及地黄膏为丸，如梧子大，每服五钱，空心酒下。

凉肾丸 治肾痨实热，腹胀耳聋。

生地黄_{三钱} 赤茯苓_{一钱} 玄参_{一钱} 远志_{一钱，去木} 知母_{八分，酒炒} 黄柏_{六分，酒炒}

水盅半，煎八分服。

人参养荣汤 治脾肺俱虚，发热恶寒，倦怠泄泻，种种虚证，勿论其脉，但用此汤。

白芍药_{一钱五分} 人参 陈皮 黄芪_{蜜炙} 桂心 当归 白术_{土炒} 甘草_{炙，各一钱} 熟地黄 五味子

炒，杵　茯苓各八分　远志肉五分

水二盅，姜三片，枣二枚，煎服。

逍遥散　治血虚烦热，肢体疼痛，口干，盗汗，嗜卧，月水不调，寒热如疟，痰嗽骨蒸。

白茯苓　白术土炒　当归　白芍药酒炒　柴胡各一钱　甘草炙，五分

水盅半，姜三片，煎八分服。加山栀、牡丹皮，名加味逍遥散。

清骨散　治骨蒸热。

银柴胡一钱五分　胡黄连　秦艽　鳖甲醋炙　地骨皮　青蒿　知母各一钱　甘草五分

水二盅，煎一盅，食远服。

三才封髓丹　降心火，益肾水。

天门冬去心　熟地黄　人参各五两　黄柏酒炒　砂仁各三两　甘草一两五钱

为末，面糊丸，桐子大，每服五钱。肉苁蓉五钱，切片，酒一盅，煎二三沸，去渣，空心送下。

生脉散　治火旺金虚，倦怠烦渴。

人参二钱，去芦　麦门冬三钱，去心　五味子三分，杵

水一盏，煎八分服。

猪肚丸 肌体羸瘦，服之即肥，其效如神。

牡蛎煅　白术各四两　苦参三两

为细末，以猪肚一具，煮极烂，研如膏，和丸，如桐子大，每服三钱，米饮送下，日三服。

调中益气汤

黄芪一钱，炙　人参　甘草炙　当归　白术　白芍药炒　柴胡　升麻各三分　橘皮二分　五味子十五粒

水盏半，煎八分，食前温服。

苏子降气汤 治虚阳上攻，气不升降，痰涎壅盛，胸膈噎塞，并久年肺气，至效。

苏子炒　半夏泡，各二钱五分　前胡去芦　甘草炙厚朴姜汁炒　橘红去白，各一钱　当归去芦，一钱五分　沉香七分

水二盏，姜三片，煎一盏服。虚人加黄芪一钱，肉桂五分。

人参饮子 脾胃虚弱，气虚倦怠，衄血吐血。

人参去芦，二钱　五味子二十粒　黄芪去芦，炙　麦门冬去心　白芍药炒　当归身各一钱五分　甘草炙，一钱

水二盅，煎一盅，食远服。

四生丸 治吐血、衄血。

生荷叶　生艾叶　侧柏叶　生地黄各等分

捣烂，丸如鸡子，每服一丸，水煎，去渣服。

大阿胶丸 治嗽血、吐血。

阿胶微炒　卷柏　生地黄　大蓟独根者佳　鸡苏叶　五味子各一两　柏子仁另研　茯苓　百部　远志去木　人参　麦门冬去心　防风各一两五钱　干山药一两　熟地黄一两

为末，炼蜜丸，如弹子大，煎麦门冬汤，嚼一丸。

犀角地黄汤 治大热，血积胸中。

犀角　大黄各一钱　黄芩三钱　黄连二钱　生地黄四钱

水二盅，煎一盅，食后服。

茅花汤 治鼻衄不止。

茅花五钱

水一盅，煎六分服。

百花膏 治痨嗽吐血。

款冬花　百合_{蒸焙，等分}

为末，蜜丸，龙眼大，每服一丸，临卧姜汤嚼下。

嚼化丸　治痨嗽有效。

玉露霜　柿霜　贝母　百合_{各二两}　白茯苓　海石_{各一两}　甘草_{五钱}　秋石_{二钱}

入薄荷叶细末，白硼砂少许，炼蜜丸，如龙眼大，每嚼化一丸。

新定清宁膏　润肺不伤脾，补脾不碍肺，余所新定者也。凡痨嗽吐血，必不可缺，极有效验。

麦门冬_{去心，十两}　生地黄_{酒炒，十两}　广橘红_{三两}　桔梗_{二两}　龙眼肉_{八两}　甘草_{二两}

煎成膏，加苡仁_{八两，淘净，炒熟}、川贝母_{二两，糯米拌炒，米熟去米}、真苏州薄荷净叶_{五钱，忌火}，俱为细末，拌匀煎膏，时时挑置口中嚼化。

肺痈神汤　肺痈者，劳伤气血，内有积热，外受风寒。胸中满急，隐隐痛，咽干口燥，时出浊唾腥臭，吐脓如米粥者死。脉滑数或实大。凡患者右胁按之必痛，但服此汤，未成即消，已成即溃，已溃即愈。此余新定，屡用屡验者也。

桔梗二钱　金银花一钱　薏苡仁五钱　甘草节一钱
二分　黄芪一钱，炒　贝母一钱六分　陈皮一钱二分　白
及一钱　甜葶苈八分，微炒

水二盅，姜一片，煎一盅，食后徐徐服。新起
加防风一钱，去芪；溃后加人参一钱；久不敛加合
欢皮一名夜合，即槿树皮一钱。

十灰散　一切血证，用此止之。

大蓟　小蓟　荷叶　侧柏叶　茅根　茜根　棕
榈皮　大黄　牡丹皮　山栀各等分

各烧灰存性，研细，碗盖于地一宿，藕汁调服。

白凤膏　治久痨积虚，咳嗽痰血，蒸热困倦。

黑嘴白鸭一只　大京枣二升　参苓平胃散一升
陈煮酒一瓶

将鸭缚定，量病人饮酒多少，以酒烫温，割开
鸭项，滴血入酒饮之，直入肺经受补。将鸭去毛，
于肺边开一孔，取去肠杂，拭净；次将枣去核，每
个中纳参苓散，填满鸭腹中，麻线扎定，砂锅内用
火慢煨，将酒三次添入，以干为度。但食其枣，参

汤送之，或同鸭肉捣丸服。

芎归血余散 治传尸痨瘵，去鬼杀虫。

室女顶门生发—小团，皂角汤洗净，醋浸一宿，晒干，纸燃火烧存性 川芎五钱 当归三钱 木香 桃仁去皮，炒，各二钱 安息香 雄黄各一钱 全蝎二枚 江上大鲤鱼生取头，醋炙

上为末，分四服，每服井水一大碗，净室中煎七分，入红硬降真香末五分，烧北斗符入药，月初五更，空心向北，仰天咒曰：瘵神瘵神，害我生人，吾奉帝敕，服药保身，急急如律令。咒五遍，面北服药毕，南面吸生气，入口腹中，烧降香置床下，午时又如前服药。

北斗符式敕 冗用黄纸一方，新笔净水，研透明朱砂书此符，书时念前北斗咒。

鳖甲生犀散 杀痨虫，取下恶物。

天灵盖—具。男者色不赤可用，女者色赤勿用，檀香煎汤候冷洗。咒曰：雷公灵，雷公圣，逢传尸，即须应。急急如律令。咒七遍讫，次用酥炙黄 生鳖甲—枚，醋炙 虎长牙二枚，醋炙 安息香 桃仁去皮，炒 槟榔各五钱 生犀角 木香 甘遂 降真香 干漆炒，存性 阿魏酒

浸研，各三钱　　雷丸二钱　　穿山甲取趾，醋炙　　全蝎三个
蚯蚓十条，生研和药

上为末，每服五钱，先用豉心四十九粒，东向
桃、李、桑、梅小梢各二茎，长七寸，生蓝青七叶，
青蒿一小握，葱白连根洗五茎，石臼内同杵，用井
水一碗半，煎取一盏，入童便一盏，纳药末，煎取
七分，入麝香一字，月初旬五更空心温服，即以被
覆取汗，恐汗中有细虫，软绵拭之，即焚其帛。少
时必泻，以净桶盛，急钳取虫，烈火焚之，并收入
磁瓶中，雄黄盖之，以瓦油盏，铁线扎定，泥固，
埋深山中绝人行处。

《道藏经》曰：每值庚申日，其夜不睡，守之至
晓，尸虫不能为害。三守庚申，三尸长绝。每夜叩
齿三十六通，左手捧心，呼三尸之名，上尸彭琚出，
中尸彭瓆出，下尸彭矫出。令不得为害。常以庚申
去手甲，丑日去足甲，每年七月十六日，将所去手、
足甲烧灰，和水服之，三尸九虫皆灭。

卷之七

云间李中梓士材父著

门人包时化象蕃父参

侄孙李廷芳蘅伯父订

水肿胀满

黄帝曰：脉之应于寸口，如何而胀？岐伯曰：其脉大坚以涩者，胀也。邪盛则大，邪实则坚。涩者，气血虚而不流利也。洪大之脉，阴气必衰。坚强之脉，胃气必损，故大坚以涩，病当为胀。阴为脏，阳为腑。脉病在阴，则胀在脏；脉病在阳，则胀在腑。夫胀者，皆在于脏腑之外，排脏腑而郭胸胁，胀皮肤，故命曰胀。

胸腹者，脏腑之郭也。膻中者，心主之宫城也。胃者，太仓也。咽喉小肠者，传送也。咽喉传送者，自上而入。小肠传送者，自下而出。胃之五窍者，闾里门户也。咽门、贲门、幽门、阑门、魄门，胃气之所行也，是为五窍。闾，巷门也；里，邻里也。《周礼》五家为比，五比为闾，盖二十五家也。五家为轨，十轨为里，盖五十家也。言胃之五窍，象如闾里门户。廉泉、玉英者，津液之道也。二穴俱任脉，玉英即玉堂。故五脏六腑者，各有畔界，其病各有形状。营气循脉，卫气逆为脉胀，清者为营，营行脉中，其气精专，未即致胀。浊者为卫，卫行脉外，其气慓疾，行于分肉之间。故必由卫气之逆，而后病及于营，则为脉胀。卫气并脉，循分为肤胀。卫气逆而并于脉，复循分肉之间，故为肤胀。

心胀者，烦心短气，卧不安。肺胀者，虚满而喘咳。肝胀者，胁下满而痛引小腹。脾胀者，善哕，四肢烦悗，音美。悗，闷乱也。体重不能胜衣，卧不安。肾胀者，腹满引背，怏怏然，腰髀痛。此五脏之胀也。

胃胀者，腹满，胃脘痛，鼻闻焦臭，妨于食，大便难。大肠胀者，肠鸣而痛濯濯，冬日重感于寒，则飧泄不化。小肠胀者，少腹膜胀，引腰而痛。膀胱胀者，少腹满而气癃。三焦胀者，气满于皮肤中，轻轻然而不坚。胆胀者，胁下痛胀，口中苦，善太息。此六腑之胀也。濯濯，肠鸣水声也。气癃者，膀胱气闭，小便不通也。

厥气在下，营卫留止，寒气逆上，真邪相攻，两气相博，乃合为胀也。厥逆之气，自下而上，营卫失常。故真邪相攻，而合为胀也。

黄帝曰：水与肤胀、鼓胀、肠覃、石瘕、石水，何以别之？岐伯曰：水始起也，目窠上微肿，如新卧起之状，目下为窠。微肿者，形如卧蚕也。其颈脉动，时咳，颈脉，足阳明人迎也，阳明之脉，自人迎下循腹里，水邪乘之，故颈脉动，水之标在肺，故为时咳。阴股间寒，足胫瘇，即肿。腹乃大，其水已成矣。以手按其腹，随手而起，如裹水之状，此其候也。以上皆水肿之候也。

肤胀者，寒气客于皮肤之间，鼕鼕然不坚，腹大，身尽肿，皮厚，鼕鼕，鼓声也。寒气客于皮肤之间，阳气不行，病在气分，故有声如鼓。气本无形，故不坚。气无所不至，故腹大，身尽肿。若因于水，则有水处肿，无水处不肿。按其腹，窅而不起，腹色不变，此其候也。寒气在肤腠之间，按散则不能猝聚，故窅而不起，以其皮厚，故腹色不变也。

按：此上两条，以按其腹随手而起者，属水。窅而不起者，属气。此固然也。然气亦有随手而起者，水亦有窅而不起者，未可以起与不起为的辨。但当察皮厚色苍，或一身尽肿，或自上而下者，多属气；若皮薄色泽，或肿有分界，或自下而上者，多属水。

鼓胀者，腹胀，身皆大，大与肤胀等也；色苍黄，腹筋起，此其候也。内伤脾肾，心腹胀满，旦食则不能暮食，中空无物，腹皮绷急，其象如鼓，故名鼓胀。其状与上文肤胀无异，但腹有筋起为别。肤胀属肺，鼓胀属脾。

肠覃者，寒气客于肠外，与卫气相搏，气不得荣，因有所系，癖而内著，恶气乃起，息肉乃生。覃，延布而深也。寒气与卫气相搏，则蓄积不行，留于肠外，有所系著，故癖积起，息肉生也。其始生也，大如鸡卵，稍以益大，至其成，如怀子之状，久者离岁，按之则坚，推之则移，月事以时下，此其候也。离岁，越岁也。寒邪客于肠外，不在胞中，故无妨于月事，其非血病可知。盖由汁沫所聚而生也。

石瘕生于胞中，寒气客于子门，子门闭塞，寒气不得通，恶血当泻不泻，衃以留止，日以益大，状如怀子，月事不以时下，皆生于女子，可导而下。衃，凝败之血也。子门闭塞，则衃血留止，其坚如石，故曰石瘕。可以导血之剂下之也。

帝曰：其有不从毫毛生，病生于内。五脏阳以竭也。津液充郭，其魄独居。孤精于内，气耗于外，形不可与衣相保，此四极急而动中，是气拒于内而形施于外，治之奈何？气为阳，阳竭则不能通调水通，故津液充满于皮郭，肺主气而魄藏焉，无气则魄独居，形体肿胀，不可与衣相保，四肢肿急，喘而动中，是气逆而拒于内，形大而施于外。岐伯曰：平治于权衡，去菀陈莝，微动四极，温衣，缪刺其处，以复其形。开鬼门，洁净府，精以时服，五阳以布，疏涤五脏，故精自生，形自盛，骨肉相保，巨气乃平。权衡阴阳，各得其平。菀者，积也。陈者，久也。莝者，腐也。阴阳平治，水气自去。微动四极者，运动四肢也。温则水气易行，故须温衣。不拘隧穴，名曰缪刺。腠理谓之鬼门，膀胱谓之净府。开者，发汗也。洁者，渗利也。阳气既和，阴精时服，由是五阳宣布，阴水尽涤，精血自生，形肉自盛，骨肉与相保，大气平矣。此章言胃土困虚，不能制水溢之阴也。岐伯无石水之对，必有缺文。《阴阳别论》曰：阴阳结邪，多阴少阳曰石水，少腹肿，其脉当沉。

愚按：《内经》之论肿胀，五脏六腑，靡不有之。详考全经，如《脉要论》曰：胃脉实则胀。《病形篇》曰：胃病者，腹䐜胀。《本神篇》曰：脾气实则腹胀，泾溲不利。《应象论》曰：浊气在上，则生䐜胀。此四条皆实胀也。

《太阴阳明论》曰：饮食起居失节，入五脏则䐜满闭塞。《师传》篇曰：足太阴之别公孙，虚则鼓胀。此二条皆虚胀也。

《经脉》篇曰：胃中寒则胀满。《方宜论》曰：脏寒生满病。《风论》曰：胃风膈塞不通，失衣则䐜胀。此三条，皆寒胀也。

《六元正纪》《至真要》等论有云：太阴所至为胕肿，及土郁之发，太阴之初气，太阴之胜复，皆湿胜之肿胀也。或曰水运太过，或曰寒胜则浮，或曰太阴民事天，太阴胜复，皆寒胜之肿胀也。或曰少阴司天，少阴胜复，少阳司天，少阳胜复，或曰热胜则肿，皆火胜之肿胀也。或曰厥阴司天在泉，厥阴之复，或曰阳明之复，皆木邪侮土，及金气反胜之肿胀也。由是则五运六气，亦各有肿胀矣。

然经有提其纲者曰：诸湿肿满，皆属于脾。又曰：其本在肾，其末在肺，皆聚水也。又曰：肾者，胃之关也。关门不利，故聚水而从其类也。可见诸经虽皆有肿胀，无不由于脾、肺、肾者。盖脾土主运行，肺金主气化，肾水主五液。凡五气所化之液，悉属于肾；五液所行之气，悉属于肺；转输二脏，以制水生金者，悉属于脾。故肿胀不外此三经也。

但阴阳虚实，不可不辨。大抵阳证必热，热者多实；阴证必寒，寒者多虚。先胀于内，而后肿于外者为实；先肿于外，而后胀于里者为虚。小便黄赤，大便秘结为实；小便清白，大便溏泄为虚。滑数有力为实；弦浮微细为虚。色红气粗为实；色悴声短为虚。凡诸实证：或六淫外客，或饮食内伤，阳邪急速，其至必暴，每成于数日之间。若是虚证：或情志多劳，或酒色过度，日积月累，其来有渐，每成于经月之后。

然治实颇易，理虚恒难。虚人气胀者，脾虚不能运气也；虚人水肿者，土虚不能制水也。水虽制于脾，实则统于肾，肾本水脏，而元阳寓焉。命门火衰，既不能自制阴寒，又不能温养脾土，则阴不从阳而精化为水，故水肿之证多属火衰也。丹溪以为湿热，宜养金以制木，使脾无贼邪之患，滋水以制火，使肺得清化之权。夫制火固可保金，独不虑其害土乎？惟属热者宜之。若阳虚者，岂不益其病哉？更有不明虚实，专守下则胀已之一法，虽得少宽于一时，真气愈衰，未几而肿胀再作，遂致不救，殊可叹也！

余于此证：察其实者，直清阳明，反掌收功；苟涉虚者，温补脾肾，渐次康复。其有不大实，亦不大虚者，先以清利见功，继以补中调摄。又有标实而本虚者，泻之不可，补之无功，极为危险。

在病名，有鼓胀与蛊胀之殊。鼓胀者，中空无物，腹皮绷急，多属于气也；蛊胀者，中实有物，腹形充大，非虫即血也。

在女科，有气分与血分之殊。气分者，心胸坚大，而病发于上，先病水胀，而后经断；血分者，血结胞门，而病发于下，先因经断，而后水胀。

在治法，有理肺与理脾之殊，先喘而后胀者，治在肺；先胀而后喘者，治在脾。

以上诸法，此其大略也。若夫虚实混淆，阴阳疑似，贵在临证之顷，神而明之，其免于实实虚虚之害乎。四肢不肿，但腹胀者，名单腹胀。难愈。

死证

腹胀身热者死。腹胀寒热如疟者死。腹大胀，四肢清，脱形，泄甚为逆。腹胀便血，脉大时绝者死。以上胀满。唇黑或肿，肝伤；缺盆平，心伤；脐突，脾伤；足心平，肾伤；背平，肺伤。五伤者死。阴囊及茎肿腐者死。泻后腹胀而有青筋者死。大便滑泄，水肿不消者死。水肿先起于腹，后散四肢者可治；先起于四肢，后归于腹者死。以上水肿。

脉候

盛而紧，大坚以涩，迟而滑，皆胀满。沉而滑，浮而迟，弦而紧，皆水肿。二病之脉，实大者可治，虚微者难治。

医案

太学何宗鲁，夏月好饮水。一日太宗师发放，自早起候至未申，为炎威所逼，饮水计十余碗，归寓便胀闷不能食。越旬日，腹如抱瓮，气高而喘。求治于余，余曰：皮薄而光，水停不化也。且六脉坚实，其病暴成，法当利之。遂以舟车丸每服三钱，香薷汤送，再剂而二便涌决如泉，复进一钱五分，腹减如故，用六君子十帖即愈。

徽州方太和，大怒之后复大醉，至明日，目下如卧蚕，居七日而肢体皆肿，不能转侧，二便不通，烦闷欲绝。余诊之，脉沉且坚，当逐其水，用疏凿饮子，一服而二便快，再服而四肢宽，更以五皮饮服三日随愈。以上二案，水肿实证。

武林文学钱赏之，酒色无度，秋初腹胀，冬杪遍体肿急，脐突背平，在法不治，迎余治之。举家叩首，求救哀迫。余曰：我非有起死金丹，但当尽心力而图之耳。即用金匮肾气丸料，大剂煎服，兼进理中汤，服五日无效，余欲辞归矣。其家曰：自知必死，但活一日则求一日之药，即使不起，安敢归咎乎？勉用人参一两，生附子三钱，牛膝、茯苓各五钱。三日之间，小便解下约有四十余碗，腹有皱纹，举家拜曰，皆再造之恩也。约服人参四斤，附子一斤，姜、桂各一斤余，半载而瘥。*此水肿之虚者。*

都宪李来吴，积劳多郁，肢体胀满，以自知医，辄用胃苓汤加枳壳。三月以来，转加痞闷，余诊其脉，沉涩而软，视其色，黄白而枯，此虚证也，宜大温大补。始犹不信，争之甚力，仅用参二钱，稍觉宽舒。欲加桂、附，执不肯从。余曰：证坐虚寒，喜行攻伐，已见既坚，良言不纳，虽有扁仓，岂能救耶？越两月果殁。*此气胀之虚者。*

锦衣太傅徐澹宁，禀畀素壮，病余肥甘过度，腹胀气粗。余诊之，脉盛而滑，按之不甚虚，宜以利气之剂，少佐参、术。惑于多歧之说，且暮更医，余复诊曰：即畏参不用，攻击之剂，决不可投也。后与他医商之，仍用理脾疏气之剂而安。*此气胀之不实，亦不大虚者。*

光禄卿吴伯玉夫人，患腹满而痛，喘急异常，大便不通，饮食不进，医者用理气利水之剂，二十日不效。余诊之，脉大而数，右尺为甚。令人按腹，手不可近。余曰：此大肠痈也。脉数为脓已成，用黄芪、皂刺、白芷之类，加葵根一两，煎一碗，顿服之，未申痛甚，至夜半而脓血大下，昏晕不支，即与独参汤稍安，更与十全大补，一月而愈。此似胀而实非者。

五皮饮 治脾、肺不能运行，气满皮肤，水停不利。

大腹皮洗 赤茯苓皮 生姜皮 陈皮 桑白皮炒，各一钱五分

水盅半，煎八分，日进三服。

胃苓汤 方见泄泻。

香苏散 治水气虚肿，小便赤涩。

橘红去白，二钱 防己 木通 紫苏叶各一钱

水盅半，姜三片，煎八分服。

实脾饮 治阴水发肿，用以实脾。

厚朴姜汁炒 白术炒 木瓜 大腹皮 附子炮 木香忌火 草果 白茯苓 干姜炒，各一钱

水盅半，姜五片，煎七分服。

复元丹 治脾肾俱虚，遍身水肿，小便不通。

附子炮，二两　　木香煨　　茴香炒　　川椒炒出汗　　厚朴姜汁炒　　独活　　白术炒　　橘红　　吴茱萸炒　　桂心各一两　　泽泻二两　　肉果煨　　槟榔各五钱

为末，糊丸，桐子大，每服三钱，紫苏汤送下。

金匮肾气丸　治肺、脾、肾俱虚，遍身肿胀，小便不利，痰气喘急，非此药不救。

白茯苓四两　　附子炮，七钱　　川牛膝　　肉桂去皮　　泽泻去皮　　车前子　　山茱萸去核　　山药　　牡丹皮各一两　　熟地黄四两，酒浸，杵膏

蜜丸，桐子大，每服四五钱，空心白汤下。

补中益气汤　方见类中风。

理中汤　方见伤寒。

导水茯苓汤　治遍身水肿，喘满，小便闭涩，诸药不效者，用此即愈。

赤茯苓　　麦门冬去心　　泽泻　　白术各三两　　桑白皮　　紫苏　　槟榔　　木瓜各一两　　大腹皮　　陈皮　　砂仁　　木香各七钱半

上为粗末，每服五钱，水二盅，灯草二十五根，煎八分服，连进三服，小水渐利。

沉香琥珀丸 治水肿小便闭。

琥珀 杏仁去皮尖，炒 紫苏 赤茯苓 泽泻各五钱 葶苈炒 郁李仁去皮 沉香各一两五钱 陈皮去白 防己各七钱五分

为末，蜜丸，梧子大，以麝香为衣，每服二钱五分，加至五钱，空心人参汤送下。

疏凿饮子 治通身水肿，喘呼气急，烦躁多渴，大小便不通，服热药不得者。

泽泻 商陆 赤小豆炒 羌活去芦 大腹皮 椒目 木通 秦艽去芦 茯苓皮 槟榔各一钱

水盅半，姜五片，煎九分服。

敷药 治腹满如石，或阴囊肿大，先用甘草嚼，后用此。

大戟 芫花 甘遂 海藻各等分

为细末，用酽醋调面和药，摊于绵纸上，覆贴肿处，仍以软绵裹住。

小胃丹

芫花醋拌一宿，瓦器内炒黑，不可焦 甘遂长流水浸半日，煮，晒干 大戟长流水煮，再用水洗，晒，各五钱 大黄

湿纸裹煨，切，酒炒，一两五钱　黄柏炒，三两

为细末，以白术膏丸，如萝卜子大，临卧白汤送下，每服一钱，欲利，空心服。

十枣汤　见伤寒。

舟车神佑丸　去一切水湿、痰饮如神。

甘遂　芫花　大戟各一两，俱醋炒　大黄二两　黑牵牛头末，四两　青皮　陈皮　木香　槟榔各五钱　轻粉一钱

为细末，水丸，椒目大，空心服五丸，日三服。痞闷者，多服反烦满，宜初服二丸，每服加二丸，快利为度。戴人每令病者先服百余粒，继以浚川等药投之，五更当下，种种病出，轻者一二度，重者五六度方愈。药虽峻急，为效极神。弱者，当依河间渐次进；实者，依戴人治之。

大圣浚川散

大黄煨　牵牛取头末　郁李仁各一两　木香三钱　芒硝三钱　甘遂五分

评曰：诸湿为土，火热能生湿土，故夏热则湿，秋凉则燥。尝考戴人治法，假令肝木乘脾土，土不

胜木，求救于子，己土能生庚金，味辛者为金，大加生姜，使伐肝木，然不开脾土，无由行也。先以舟车丸，通其闭塞之路，泻其所不胜；后以姜汁调浚川散大下之，是泻其所胜也。戴人每言：导水丸必用禹功散继之，舟车丸必以浚川散继之。

神芎导水丸 治一切因热积聚。

黄芩_{一两} 黄连 川芎 薄荷_{各五钱} 大黄_{二两} 滑石 黑丑_{头末，各四两}

为末，水丸。有血积者，加桂五钱。

加味枳术汤 治气为痰饮所隔，心下坚胀，名曰气分。

枳壳_{麸炒} 官桂_{去皮} 紫苏 陈皮 槟榔 桔梗 白术_炒 五灵脂_炒 木香_{各八分} 半夏_{姜制} 茯苓 甘草_{各四分}

水二盅，生姜三片，煎一盅服。

椒仁丸 治先因经水断绝，后至四肢浮肿，小便不通，血化为水。

椒仁 甘遂 续随子_{去皮，研} 附子_炮 郁李仁 黑牵牛_炒 五灵脂_研 当归 吴茱萸 延胡索_{各五钱}

芫花醋浸，一钱　蚖青十枚，去头、翅、足、米炒　斑蝥十枚，制同蚖青　胆矾　信砒各一钱　石膏二钱

为末，糊丸，鸡豆大，每服一丸，橘皮汤下。药虽峻厉，所用不多，畏而不服，有养病害身之患。

鸡矢醴法

羯鸡矢八合，炒微焦

无灰好酒二碗，煎至碗半，滤取汁，五更热饮则腹鸣，辰巳时行二三次黑水，次日足有皱纹；又饮一次，渐皱至膝上而愈。

鸡金散

鸡内金一具，焙　真沉香二钱　砂仁三钱　陈香橼去白，五钱

为末，每用一钱五分，姜汤下，虚者参汤下。

中满分消丸　治中满热胀，有寒者忌服。

黄芩去腐，炒，一两　黄连炒，五钱　姜黄　白术炒　人参去芦　甘草炙　猪苓去皮，各一钱　白茯苓去皮　干生姜　砂仁各二钱　枳实炒　半夏泡，各五钱　厚朴姜炒，一两　知母炒，四钱　泽泻　陈皮各三钱

为末，蒸饼丸，如桐子大，每服百丸，白汤下。

中满分消汤　治中满寒胀，热者忌用。

黄芪炒　吴茱萸炒　厚朴姜制　草豆蔻　黄柏

各五分　益智仁　半夏制　茯苓　木香　升麻各三分

人参　青皮炒　当归　黄连炒　泽泻　生姜　麻黄不

去节　柴胡　干姜炒　川乌　荜澄茄各二分

水二盏，煎一盏服。

禹余粮丸　许学士、朱丹溪皆赞此方为水胀之

圣药。

蛇含石大者三两，铁铫盛，烧通红，钳取出，倾入醋中，

候冷取出，研极细　禹余粮石三两　真针砂五两，淘净，炒

干，用醋二盏，同禹余粮铫内煮干，更用铫并药烧红，倾净砖地

上候冷，研极细　羌活　木香　茯苓　川芎　牛膝酒浸

桂心　白豆蔻　大茴香炒　蓬术炮　附子炮　干姜炮

青皮　京三棱炮　白蒺藜　当归酒浸，各五钱

为末，入前三味拌匀，蒸饼丸，如桐子大。食

前白汤下三十丸至五十丸。前三味非甘遂、芫花之

比，又有各项药扶持，虚人、老人，亦可服也。最

忌盐，一毫入口，发疾愈甚。服药后即于小便内旋

去，不动脏腑。每日三服，更以温补之药助之，真

神方也。

土狗—名蝼蛄。焙干为末，用上半节即消上身之水，下半身即消下身之水；左可消左，右可消右。方士以此为神奇。

积　聚

《灵枢》曰：喜怒不节则伤脏，脏伤则病起于阴也；清湿袭虚，病起于下；风雨袭虚，病起于上。喜怒不节，内伤于脏，故起于阴；清湿袭虚，阴邪之在表也，故起于下；风雨袭虚，阳邪之在表也，故起于上。

虚邪之中人也，始于皮肤，腠理开，邪从毛发入，着孙络之脉。往来移行肠胃之间，濯濯有音，寒则胀满雷引，故时切痛。孙络，脉之细者。有水则濯濯有声，动而得也；有寒则雷鸣相引，不动亦得也。

着阳明之经，挟脐而居，饱则大，饥则小。胃受水谷，故饱则大，饥则小也。着于缓筋，饱则痛，饥则安。缓筋在肌肉之间，故与阳明之积同。着于肠胃之募原，痛而外连于缓筋，饱则安，饥则痛。募原者，皮里膜外也。着于伏冲之脉，揣之应手而动，发手则热气下于

两股，如汤沃之状。伏冲，即冲脉之在脊者，以其最深，故曰伏冲。其上行者循背里，络于督脉。其下行者，注少阴之大络，出于气街，循阴股内廉，入腘中，故揣按则应手而动，起手则热气下行也。**着于脊筋，在肠后者，饥则积见，饱则不见，按之不得。**脊筋在脊内，故居肠胃之后，饥则肠空，故积可见；饱则肠满蔽之，故积不可见也。**着于输之脉者，闭塞不通，津液不下，孔窍干壅。**凡诸输穴，皆经气聚会之处，所以通血气，若不通则津液干壅。此以上谓风雨袭阴之虚，病起于上而积生也。

积之始生，得寒乃生，厥乃成积也。厥气生足悗，足悗生胫寒，胫寒则血脉凝涩。寒气上入于肠胃则䐜胀，䐜胀则肠外之汁沫，迫聚不得散，日以成积。厥者，逆也。寒逆于下，故生足悗，言肢节痛而不利也。血受寒则凝涩，渐入肠胃，则阳气不化，故为䐜胀，肠外汁沫不散，则日以成积。

卒然多食饮则肠满，起居不节，用力过度，则络脉伤。阳络伤则血外溢，血外溢则衄血；阴络伤则血内溢，血内溢则后血。肠胃之络伤，则血溢于肠外，肠外有寒，汁沫与血相搏，则并合凝聚，不

得散而积成矣。食伤肠胃，汁溢膜外，与血相搏，乃成食积。又或用力伤阴阳之络，以动其血，血得寒沫，相聚肠外，乃成血积。贪口腹，妄作劳者多有之。

卒然外中于寒，若内伤于忧怒，则气上逆，六输不通，温气不行，凝血蕴里而不散，津液涩渗，着而不去，而积皆成矣。寒邪中于外，喜怒伤其内，气因寒逆，则六经之输不通，温暖之气不行，阴血凝聚，血因气逆而成积，此性情乖戾者多有之。积之始生节，寒气下逆而成积，卒然多食节，饮食起居而成积，卒然外中节，情志外伤挟寒成积。合三节而言，总是清湿袭阴之虚，病起于下而成积也。

《难经》曰：积者，五脏所生。其始发有常处，其痛不离其部，上下有所终始，左右有所穷处。聚者，六腑所成。其始发无根本，上下无所留止，其痛无常处。

肝之积，名曰肥气，在左胁下，如覆杯，令人呕逆，或两胁痛引小腹，足寒转筋。肺之积，名曰息贲，在右胁下，如覆杯，气逆背痛，久则喘咳。心之积，名曰伏梁，起脐上，大如臂，上至心下，久则令人烦心。脾之积，名曰痞气，在胃脘，大如覆杯，痞塞吐泄，久则饮食不为肌肤。肾之积，名曰贲豚，发于少腹，上至心，若豚状，上下无时，久则喘逆，骨痿少气。

癥者，按之应手，亦如五积之不移。瘕者，假物成形，如血鳖、石瘕之类。痃，皮厚也，在肌肉之间而可见者也。癖者，僻也；内结于隐僻，外不可见也。

愚按：积之成也，正气不足，而后邪气踞之。如小人在朝，由君子之衰也。正气与邪气势不两立，若低昂然，一胜则一负。邪气日昌，正气日削，不攻去之，丧亡从及矣。然攻之太急，正气转伤，初、中、末之三法，不可不讲也。初者，病邪初起，正气尚强，邪气尚浅，则任受攻；中者，受病渐久，邪气较深，正气较弱，任受且攻且补；末者，病魔经久，邪气侵凌，正气消残，则任受补。盖积之为义，日积月累，匪朝伊夕，所以去之，亦当有渐，太亟则伤正气，正气伤则不能运化，而邪反固矣。

余尝制阴阳二积之剂，药品稍峻，用之有度，补中数日，然后攻伐，不问其积去多少，又与补中，待其神壮则复攻之，屡攻屡补，以平为期。此余独得之诀，百发百中者也。经曰：大积大聚，其可犯也，衰其半而已。故去积及半，纯与甘温调养，使脾土健运，则破残之余积，不攻自走，必欲攻之无余，其不遗人夭殃者鲜矣。经曰：壮者气行即愈，怯者着而为病。洁古云：壮盛人无积，虚人则有之，故当养正则邪自除。譬如满座皆君子，一二小人自无容身之地。虽然，此为轻浅者言耳，若大积大聚，不搜而逐之，日进补汤无益也。审知何经受病，何物成积，见之既确，发直入之兵以讨之，何患其不愈？《兵法》云：善攻者，敌不知其所守。是亦医中之良将也夫！

脉候

坚强者生，虚弱者死。细沉附骨者，积脉也。沉而有力为积。脉沉紧者有寒积。脉浮而牢，积聚也。

医案

襄阳群守于鉴如，在白下时，每酒后腹痛，渐至坚硬，得食辄痛。余诊之曰：脉浮大而长，脾有大积矣。然两尺按之软，不可峻攻，令服四君子汤七日，投以自制攻积丸三钱，但微下，更以四钱服之，下积十余次，皆黑而韧者。察其形不倦，又进四钱，于是腹大痛，而所下甚多，服四君子汤十日，又进丸药四钱，去积三次，又进二钱，而积下遂至六七碗许，脉大而虚，按之关部豁如矣。乃以补中益气调补，一月全愈。

亲家，工部于汉梁，郁怒成痞，形坚而痛甚，攻下太多，遂泄泻不止，一昼夜计下二百余次。一月之间，肌体骨立，神气昏乱，舌不能言，已治终事，待毙而已。余诊之曰：在证虽无活理，在脉犹有生机，以真脏脉不见也。举家喜曰：诸医皆曰必死，何法之治而可再起耶？余曰：大虚之候，法当大温大补，一面用枯矾、龙骨、粟壳、樗根之类以固其肠；一面用人参二两、熟附五钱，以救其气。三日之间，服参半斤，进附二两，泻遂减半，舌转能言，更以补中益气加生附子、干姜，并五帖为一剂，一日饮尽。如是者一百日，精旺食进，泻减十九，然每日夜犹下四五行，两足痿废，用仙茅、巴戟、丁、附等为丸，参附汤并进。计一百四十日，而步履如常，痞泻悉愈。向使委信不专，有一人参以他说，有片语畏多参、附，安得有再生之日哉？详书之，以为信医不专者之药石！

社友姚元长之内，久患痞积，两年之间，凡攻击之剂无遗用矣，而积未尽除，形体尪羸。余闻之而告其友曰：积消其半，不可伐已，但用补汤，元气一复，病祟全祛耳。元长信之，遂作补丸，服毕而痞果全消。逾三年调理失宜，胸腹痛甚，医者以痛无补法，用理气化痰之药，痛不少衰。余诊之，大而无力，此气虚也，投以归脾汤加人参二钱，其痛立止。

给谏侯启东，腹中嘈痛。余按其左胁，手不可近，凡饮食到口，喉间若有一物接之者然。余曰：脉大而数，腹痛呕涎，面色痿黄，此虚而有湿，湿热相兼，虫乃生焉。当煎人参汤送槟榔丸，以下虫积，虫若不去，虽服补汤，竟何益乎？豫瞻先生，畏谨之至，不敢轻投，终莫能起。

倒仓法

肥嫩牝黄牛肉三十斤，切小块，去筋膜，长流水煮烂，滤去滓，取汁入锅中，慢火熬至琥珀色则成矣。先令病人断欲食淡，前一日不食夜饭，设一室，明快而不通风，置秽桶瓦盆贮吐下之物，另一磁盆盛所出之溺。病者入室，饮汁，积至一二十杯，寒则重汤温而饮之。饮急则吐多，饮缓则下多，先急后缓，吐利俱多，因病之上下而为之，活法也，以去尽病根为度。吐下后必渴，不得与汤，以自出之溺饮之，非惟止渴，抑且浣濯余垢。倦睡觉饥，先与稠米汤，次与淡稀粥，三日后方少与菜羹，次与厚粥，调养一月，沉疴悉安。以后忌牛肉数年。积久形成，依附肠胃回转曲折处，自非刮肠剖骨之神，可以丸散犯其藩墙乎？肉液充满流行，有如洪水泛涨，浮槎陈朽，皆顺流而下，不可停留，凡属凝滞，一洗而通。

新制阴阳攻积丸　治五积、六聚、七癥、八瘕、痃癖、虫积、血、痰食，不问阴阳皆效。

吴茱萸泡　干姜炒　官桂去皮　川乌炮,各一两　黄连炒　半夏洗　橘红　茯苓　槟榔　厚朴炒　枳实炒　菖蒲忌铁　延胡索炒　人参去芦　沉香　琥珀另研　桔梗各八钱　巴霜另研,五钱

为细末，皂角六两，煎汁，泛为丸，如绿豆大，每服八分，渐加一钱五分，生姜汤送下。

千金硝石丸

硝石六两　大黄八两　人参　甘草各三两

为细末，用三年苦酒三升，置器中，以竹片作准，每入一升，刻一痕，先入大黄，不住手搅，使微沸，尽一刻，乃下余药，又尽一刻，微火熬丸，梧子大，每服三十丸。忌风冷，宜饮粥将息。

肥气丸　治肝之积在左胁下。春、夏加黄连五钱。

柴胡二两　黄连七钱　厚朴五钱　椒去闭口者,炒,四钱　甘草炙,三钱　广茂炮　昆布　人参各二钱半　皂角去皮弦子,煨　茯苓各一钱半　川乌炮,一钱二分　干姜　巴豆霜各五分

除茯苓、皂角、巴豆为细末，另研茯苓、皂角为末，和匀，放入巴豆，蜜丸桐子大，初服二丸，

一日加一丸，二日加二丸，渐加至大便微溏，再从两丸加服，积去大半，勿服。

息贲丸 治肺之积，在右胁下。

厚朴姜炒，八钱 黄连炒，一两三钱 人参去芦，二钱 干姜炮 茯苓另末 川椒炒，去汗 紫菀去苗，各一钱五分 桂枝 桔梗 京三棱炮 天门冬 陈皮 川乌炮 白豆蔻各一钱 青皮五分 巴豆霜四分

丸法、服法，俱同肥气丸。

伏梁丸 治心之积，起脐上。

黄连一两五钱 人参 厚朴姜制，各五钱 黄芩三钱 肉桂 茯神 丹参炒，各一钱 川乌炮 干姜炮 红豆 菖蒲 巴豆霜各五分

丸法、服法，同肥气丸。

痞气丸 治脾之积，在胃脘。

厚朴姜炒，五钱 黄连八钱 吴茱萸炮，三钱 黄芩 白术各二钱 茵陈酒炒 砂仁 干姜炒，各一钱五分 茯苓另末 人参 泽泻各一钱 川乌炮 川椒各五分 巴霜另研 桂各四分

丸、服法，同肥气丸。

奔豚丸 治肾之积，发于小腹，上至心下。

厚朴姜制，七钱　黄连炒，五钱　苦楝子酒煮，三钱　茯苓另末　泽泻　菖蒲各二钱　延胡索一钱五分　附子　全蝎　独活各一钱　乌头炮　丁香各五分　巴豆霜四分　肉桂二分

丸、服法，同肥气丸。秋、冬另加厚朴五钱。

三圣膏

石灰十两，筛过极细，炒红

用好醋熬成膏，入大黄末一两，官桂末五钱，搅匀，瓦器封贮，纸摊，烘暖，贴患处。

补中益气汤 方见类中风。

四君子汤 方见真中风。

归脾汤 方见健忘。

大全大补汤 方见虚痨。

酒积

轻者，葛根、神曲、黄连、白豆蔻；甚者，甘遂、牵牛。

气积

轻者，木香、枳壳、厚朴、橘红；甚者，枳实、牵牛。

血积

轻者，干漆、桃仁、牡丹、归尾、赤芍药、红花；甚者，大黄、虻虫、水蛭、穿山甲、花蕊石。

痰积

轻者，半夏、瓜蒌；甚者，滚痰丸；老痰，海石、瓦楞子；痰在皮里膜外，白芥子。

水积

轻者，五苓散；甚者，商陆、甘遂、芫花。

茶积

轻者，姜黄、芝麻；甚者，茱萸、椒、姜。

癖积

轻者，三棱、蓬术；甚者，巴霜、大黄。

谷积

轻者，麦芽、谷芽、神曲、砂仁；甚者，鸡内金。

肉积

轻者，山楂、阿魏；甚者，硇砂、硝石。

蛋积

白豆蔻、橘红、豆豉、姜汁。

菜积

丁香、肉桂、麝香。

面积

萝卜子、姜，酒煎。

鱼鳖积

紫苏、橘皮、木香、姜汁。白马尿治鳖积。

狗肉积

杏仁、山楂。

虫积

雄黄、锡灰、槟榔、雷丸、芜荑、榧子、使君子。

疟积

鳖甲、草果。

反胃噎塞

噎塞者，食不得入，是有火也；反胃者，食入反出，是无火也。

《内经》曰：三阳结，谓之膈。三阳者，大肠、小肠、膀胱也。结者，结热也。小肠结热则血脉燥，大肠结热则后不固，膀胱结热则津液涸。三阳俱结，前后秘涩，下既不通，必反上行，此所以噎食不下，纵下而复出也。

《黄帝针经》云：胃病者，膈咽不通，饮食不下。咽者，咽物之门户。膈者，心肺之分野。不通者，浊气在上，肾、肝吸入之阴气，不得不而反在上也，病在于胃。

愚按：反胃噎膈，总是血液衰耗，胃脘干槁。槁在上者，水饮可行，食物难入，名曰噎塞；槁在下者，食虽可入，良久复出，名曰反胃。二证总名为膈，故《内经》止有三阳结，谓之膈一语。洁古分吐证为三端：上焦吐者，皆从于气，食则暴吐；中焦吐者，皆从于积，或先吐而痛，或先痛而吐；下焦吐者，皆从于寒，朝食暮吐，暮食朝吐。巢氏浪分五噎十膈，支派繁多，惑人滋甚。惟张鸡峰以为神思间病，法当内观静养，斯言深中病情。

大抵气血亏损，复因悲思忧恚，则脾胃受伤，血液渐耗，郁气生痰，痰则塞而不通，气则上而不下，妨碍道路，饮食难进，噎塞所由成也。脾胃虚伤，运行失职，不能熟腐五谷，变化精微，朝食暮吐，暮食朝吐，食虽入胃，复反而出，反胃所由成也。二者皆在膈间受病，故通名为膈也。

噎塞之吐，即洁古之上焦吐；反胃之吐，即洁古之下焦吐。王太仆云：食不得入，是有火也；食入反出，是无火也。噎塞大都属热，反胃大都属寒，然亦不可拘也。脉大有力，当作热治；脉小无力，当作寒医。色之黄白而枯者为虚寒，色之红赤而泽者为实热。以脉合证，以色合脉，庶乎无误。经曰：能合色脉，可以万全。

此证之所以疑难者，方欲健脾理痰，恐燥剂有妨于津液；方欲养血生津，恐润剂有碍于中州。审其阴伤火旺者，当以养血为亟；脾伤阴盛者，当以温补为先。更有忧恚盘礴，火郁闭结，神不大衰，脉犹有力，当以仓公、河间之法下之。小小汤丸，累累加用，关局自透，膈间痰盛，微微涌出，因而治下，药势易行，设或不行，蜜盐下导，始终勾引，自然宣通，此皆虚实阴阳之辨，临证之权衡也。或泥于《金匮》《局方》，偏主辛温；或泥于《玉机》《心法》，偏主清润。凡若是者，皆赖病合法耳，岂云法治病乎？

死证

年满六旬者，难治。禀厚，善守禁忌，尊信医药，亦有生者。粪如羊屎者，不治。口吐白沫者，不治。胸腹嘈痛如刀割者，死。

脉候

紧而滑者，吐逆。小弱而涩者，反胃。沉缓无力，或大而弱，为气虚。数而无力，或涩小，为血虚。弦为痰，滑为痰。寸紧尺涩，胸满不能食而吐。《难经》曰：脉革则吐逆。

医案

邑宰张孟端夫人，忧怒之余，得食辄噎，胸中隐隐痛。余诊之曰：脉紧且滑，痰在上脘，用二陈加姜汁、竹沥。长公伯元曰：半夏燥乎？余曰：湿痰满中，非此不治，遂用四剂，病尚不减，改大半夏汤，服四帖，胸痛乃止，又四帖而噎亦减，服二十剂而安。若泥半夏为燥，而以他药代之，岂能愈乎？惟痰不盛，形不肥者，不宜与服也。

江右太学方春和，年近五旬，多欲善怒，患噎三月，日进粉饮一盅，腐浆半盅，且吐其半。六脉细软，此虚寒之候也。用理中汤加人乳、姜汁、白蜜、半夏，一剂便减，十剂而日进糜粥。更以十全大补加竹沥、姜汁，四十帖，诸证皆愈。

南都徐奉诚，膈噎不通，渣质之物不能下咽，惟用人乳、醇酒数杯，吐沫不已，求治于余。余曰：口吐白沫，法在不治，脉犹未败，姑冀万一。用人参、黄芪、当归、白术、陈皮、桃仁、牛乳、白蜜、姜汁，连进十剂，白沫渐少，倍用参、术，三月全安。

嘉定钱远之，二十五岁，以鼓盆之戚，悲哀过度，不能食饭，又十余日，粥亦不能食，随食随吐，二便闭涩，自谓必死。求诊于余。余曰：脉按有力，非死证也。以酒蒸大黄加桃仁、当归、砂仁、陈皮，蜜丸与服，凡五服而下燥屎干血甚多，病若失矣。数日之间，能食倍常。

大半夏汤 治肥人痰盛，胃反呕吐。

半夏汤洗，五钱 人参三钱 白蜜三钱

水三盅，和蜜扬之，二百四十遍，煎至八分服。

香砂宽中汤 治气滞胸痞，胃寒噎塞。

木香磨 白术炒 陈皮 香附各一钱五分 白豆蔻 砂仁 青皮 槟榔 半夏曲 茯苓各一钱 厚朴姜制，一钱二分 甘草三分

水二盅，姜三片，煎一杯，入蜜少许，食前服。

补气运脾丸 治脾虚噎塞。

人参二钱 白术三钱 橘红 茯苓各一钱五分 黄芪一钱，蜜炙 砂仁八分 甘草四分，炙 半夏一钱，无痰去之

水二盅，姜三片，枣一枚，煎一盅，食远服。

滋血润肠汤 治血枯及死血在膈，大便燥结。

当归酒洗，三钱 芍药煨 生地黄各一钱五分 红花酒洗 桃仁去皮尖，炒 大黄酒煨 枳壳炒，各一钱

水盅半，煎七分，入韭汁半酒盅，食前服。

人参利膈丸 治血少便燥，膈气之圣药也。

木香 槟榔各七钱半 人参 当归酒洗 藿香

甘草　枳实炒，各一两　大黄酒蒸　厚朴姜制，各二两

为末，水为丸，桐子大，每服三钱，白汤下。

丁沉透膈汤　治虚寒呕吐，噎塞不通。

白术二钱，炒　香附炒　砂仁　人参各一钱　丁香　麦芽　木香　肉果　白豆蔻　青皮各五分　沉香　厚朴姜制　藿香　陈皮各七分半　甘草炙，一钱五分　半夏汤洗七次　神曲炒　草果各二分半

水二盅，姜三片，枣一枚，煎八分服。

秦川剪红丸　治虫血成膈气。

雄黄别研　木香各五分　槟榔　三棱煨　蓬术煨　贯仲去毛　干漆炒烟尽　陈皮各一两　大黄一两五钱

为末，面糊丸，桐子大，每服五十丸，米饮下。

四生丸　治一切结热。

北大黄去皮，酒浸，一两　黑丑净取头末，一两　皂角去皮，生用一两　芒硝五钱

为末，水丸，梧子大，每服二三十丸，白汤下。

昆布丸　治噎塞妨碍，饮食不下。

昆布洗出咸水　麦门冬去心　天门冬去心　诃黎勒各一两五钱　木通　大黄微炒　朴硝　郁李仁去皮，微炒

桂心　百合各一两　羚羊角　杏仁去皮尖，炒　苏子炒
射干各五钱　柴胡　陈皮去白　槟榔各二钱半

　　为末，蜜丸，桐子大，每服三十丸，姜汤下。

　　柿饼　烧灰存性，酒服一钱，数服即效。

　　白水牛喉　去两头节并筋膜，节节取下，米醋
一碗，炙至醋尽，为末，每服一钱，米饮下。

　　甘蔗汁二碗　姜汁一碗　每服一碗，日三服，即
不吐。

　　驴尿　热服半盅，日服二次，便不吐。

　　雄猪肚　烘干为末，每服三钱，酒下。

　　猫胞一具　焙干为末，水调服即效。

　　千叶白槿花　阴干为末，老米汤调送一钱，日
服三四次，颇有效。

　　芦根五两　水二杯，煎一杯，温服，时时呷之，
尤效。

　　杵头糠　布包，时时拭齿，另煎汤，时时呷
之效。

　　补中益气汤　见类中风。

　　理中汤　见伤寒。

凡反胃证，得药而愈者，切不可便与粥饭，惟以人参五钱、陈皮二钱、老黄米一两，作汤细啜，旬日之后，方可食粥。仓廪未固，不宜便进米谷，常致不救。

疟　疾

黄帝曰：痎疟皆生于风，其蓄作有时者，何也？凡疟皆名痎，昔人之解多非也。蓄者，伏也；作者，发也。岐伯对曰：疟之始发也，先起于毫毛，伸欠乃作，寒栗鼓颔，腰脊俱痛，寒去则内外皆热，头痛如破，渴欲冷饮。起于毫毛者，发寒毛竖也。伸欠者，呵欠也。阴阳上下交争，虚实更作，阴阳相移也。阳虚则外寒，阴虚则内热，阳盛则外热，阴盛则内寒。邪入于阴，则阴实阳虚；邪入于阳，则阳实阴虚。故虚实更作者，阴阳相移易也。阳并于阴，则阴实而阳虚，阳明虚则寒栗鼓颔也；巨阳虚则腰背头项痛；三阳俱虚，则阴气盛，骨寒而痛；寒生于内，故中外皆寒；阳盛则外热，阴虚则内热，内外皆热则喘而渴，故欲冷饮也。皆得之夏伤于

暑，热气盛，藏于皮肤之内，肠胃之外，此营气之
所舍也；令人汗空疏，腠理开。因得秋气，汗出遇
风，及得之以浴，水气舍于皮肤之内，与卫气并居。
阳暑伤气，其证多汗，感而即发，邪不能留；阴暑无汗，故留藏
也。疟必因于盛暑贪凉，不避风寒，或浴凉水，或食生冷，壮者
邪不能干，怯者舍于营卫，但外感于寒者多为疟，内伤于冷者多
为痢也。卫气者，日行于阳，夜行于阴，此气得阳而
外出，得阴而内薄，内外相薄，是以日作。其气之
舍深，内薄于阴，阳气独发，阴邪内着，阴与阳争
不得出，是以间日而作也。其气之舍深，则邪在脏矣。在
腑者其行速，在脏者其行迟，故间日而作也。邪气客于风府，
循膂而下，卫气一日一夜，大会于风府，日下一节，
故其作也晏。此先客于脊背也，每至于风府，则腠
理开，邪气入则病作，以此日作稍益晏也。其出于
风府，日下一节，二十五日下至骶骨，二十六日入
于脊内，注于伏膂之内，项骨三节，脊骨二十一节，共
二十四节。邪气自风府日下一节，二十五日下至尾骶，复自后而
前，故二十六日入于脊内，以注伏膂之脉。其气上行九日，
出于缺盆之中，其气日高，故作日益早也。邪在伏

脊，循脊而上，无关节之阻，故九日而出缺盆，其气日高，则自阴就阳，其阳日退，故作渐早也。邪气内薄于五脏，横连募原，其道远，其气深，其行迟，不能与卫气俱行，不得皆出，故间日乃作。此重申上文未尽之义也。

夏伤于暑，其汗大出，腠理开发，因凄沧之水寒，藏于皮肤之中，秋伤于风，则病成矣。水寒者，浴水乘凉也。因暑受寒，汗不得出，寒邪先伏于皮肤，得秋风而病发矣。夫寒者，阴气也；风者，阳气也。先伤于寒，而后伤于风，故先寒而后热也。病以时作，名曰寒疟。

先伤于风，而后伤于寒，故先热而后寒也，亦以时作，名曰温疟。但热而不寒者，阴气先绝，阳气独发，则少气烦冤，手足热而欲呕，名曰瘅疟。

其间二日者，邪气与卫气客于六腑，而有时相失，不能相得，故休数日乃作也。客，犹会也。邪在六腑，则气远会希，故间二日，或休数日也。观此则丹溪所谓子、午、卯、酉日为少阴疟，寅、申、巳、亥为厥阴疟，辰、戌、丑、未为太阴疟，非矣。子午虽曰少阴，而卯酉则阳明矣；巳亥虽曰厥阴，而寅申则少阳矣；丑未虽曰太阴，而辰戌则太阳矣。三日发者，犹可以此为言，四日作者，又将何以辨之？殊属牵强。按此施治，未必无误，不可以为训也。

帝曰：夏伤于暑，秋必病疟，今疟不必应者，何也？岐伯曰：此应四时者也，其病异形者，反四时也。秋疟应四时者也，春、夏、冬之疟，病形多异，四时皆能为疟也。秋病者寒盛，冬病者寒不甚，阳气伏于内也。春病者恶风，夏病者多汗。

温疟者，得之冬中于风寒，所以伤寒门有温疟。气藏于骨髓，至春则阳气大发，邪气不能自出，因遇大暑，脑髓烁，肌肉消，腠理发泄，或有所用力，邪气与汗皆出，此病藏于肾，其气先自内出之于外也。如是者，阴虚而阳盛，阳盛则热矣；衰则气复返入，入则阳虚，阳虚则寒矣；故先热而后寒。

瘅疟者，肺素有热，气盛于身，厥逆上冲，中气实而不外泄，有所用力，腠理开，风寒舍于皮肤之内，分肉之间而发，发则阳气盛。其气不及于阴，故但热而不寒。

愚按：经言：夏伤于暑，秋为痎疟。又言：痎疟皆生于风。又言：风寒之气不常。又言：汗出遇风，及得之以浴。此皆以风、寒、暑、湿为言也。语温疟则曰：风寒中肾。语瘅疟则曰：肺素有热。夫冬寒既可以中肾，则心、肝、脾、肺四脏，独无令气之邪可以入客乎？肺热既可以入疟，则肝、脾、心、肾之气，郁而为热者，独不可以成疟乎？然语六气者，道其常，语五脏者尽其变也。须知风与暑，阳邪也；寒与水，阴邪也。风者，阳中之凉气也，暑者，热中之寒邪也，由是则四者皆属于寒。

夫夏伤于暑，汗出腠开，当风浴水，凄沧之寒，伏于皮肤，及遇秋风，新凉束之，表邪不能外越，阴欲入而阳拒之，阳欲出而阴遏之，阴阳相搏，而疟作矣。浅者病在三阳，随卫气以为出入，而一日一作；深者病在三阴，邪气不能与卫气并出，或间日，或三四日而作。作愈迟者，病愈深也。经之论疟，无漏义矣。而仁斋、丹溪又分痰与食，饮与血，瘴与劳与牝，此不过疟之兼证耳，非因而成疟者也。

故治疟者，察其邪之浅深，证之阴阳，令其自脏而腑，散而越之，邪去则安。古法：有汗欲其无汗，养正为先；无汗欲其有汗，散邪为急。然邪在阳者取汗易，邪在阴者取汗难。必使由阴而阳，由晏而早，乃得之也。又热多者，凉药为君；寒多者，温药为主。至于痰、食、血、饮、瘅、劳与牝之七证，各随其甚者而兼理之。世俗又有鬼疟之名，此为时行疫气，投平胃散，无不截者。

总之，脉实、证实者，攻邪以治标；脉虚、证虚者，补正以治本。久疟必虚，惟人参、生姜各一两，连投二服于未发之前，莫不应手取效。贫困者，白术可代，血亏者，当归可代。近世不明表、里、虚、实，辄用知母、石膏、芩、连、栀、柏，若表未解而得此寒凉，则寒邪愈固；或用常山、草果、巴豆、砒、雄，若正已虚而得此克伐，则元气转虚。故夫绵延不已者，皆医之罪耳，岂病之咎耶？

发散

疟疾多因风、寒、暑、湿，天之邪气所伤，当分经络而发汗，其七情、痰、食、血、水，皆兼见之候，随证治之。

风疟

恶寒自汗，烦躁头疼，必先热后寒，宜柴胡、苏叶、细辛、白芷、羌活、生姜之类。

温疟

受冬月之寒，复因暑风而发，亦先热后寒。如热多者，小柴胡汤；寒多者，小柴胡汤加桂。

寒疟

纳凉之风寒，沐浴之水寒，先受于腠中，复因秋风凉肃而发，先寒后热，宜羌活、紫苏、生姜之类，散其太阳之邪，次用柴胡汤。近来不问何经，但用柴胡者，非也。

瘅疟

肺素有热，阴气先绝，阳气独发，少气烦冤，手足热而呕，此但热而不寒，盛暑发者，人参白虎汤；秋凉发者，小柴胡汤。

湿疟

汗出澡浴，或冒雨，或湿袭，其证身体重而痛，呕逆胀满，胃苓汤加羌活、紫苏。

牝疟

阳气素虚，当盛暑时，乘凉饮冷，阴盛阳虚，故但寒而不热也，柴胡姜桂汤。

食疟

或肥甘无度，或生冷受伤，食滞痰生，其证饥而不能食，食则胀满，呕吐腹痛，青皮、草果、豆蔻、砂仁、神曲、山楂之类。

瘴疟

岭南地方，天气炎，山气湿，多有岚瘴之毒。发时迷闷，甚则狂妄，亦有不能言者，皆由血瘀于心，涎聚于脾，须疏通大府，凉膈散或小柴胡加大黄、木香。

痨疟

或素有弱证，或因疟成痨，十全大补汤，有热者去桂。

疟母

治之失宜，营卫亏损，邪伏肝经，胁下有块，此证当以补虚为主，每见急于攻块者，多致不救，六君子汤加木香、肉桂、蓬术、鳖甲。

鬼疟

俗以夜发为鬼疟，非也。邪入阴分，发于六阴，宜四物汤加知母、红花、升麻、柴胡。提起阳分，方可截之。惟时行不正之气，真鬼疟也，平胃散加雄黄、桃仁。

截疟法

疟发四五遍后，曾经发散者，方可截之，何首乌散、常山饮、独蒜丸。久疟大虚者，人参一两、生姜一两，连进三服。若病邪初起，未经发散，遽用酸收劫止之剂，必致绵延难愈，或变成他证，不可不谨也。

脉候

疟脉自弦，弦数多热，弦迟多寒。弦而浮大，可吐之。微则为虚，代散者死。

医案

太史杨方壶，疟发间日，脉见弦紧，两发后，苦不可支，且不能忌口，便恳截之。余曰：邪未尽而强截之，未必获效，即使截住，必变他证，不若治法得所，一二剂间，令其自止。升麻、柴胡各二钱，提阳气上升，使远于阴而寒可止；黄芩、知母各一钱五分，引阴气下降，使远于阳而热自已；以生姜三钱，劫邪归正，甘草五分，和其阴阳。一剂而减半，再剂而竟止矣。

新安程武修患疟，每日一发，自巳、午时起，直至次日寅、卯而热退，不逾一时，则又发矣。已及一月，困顿哀苦，命两郎君叩首无算，以求速愈。余曰：头痛恶寒，脉浮而大，表证方张，此非失汗，必误截也。武修云：寒家素有截疟丸，百发百中，弟服之，病热增剧，何也？余曰：邪未解而剧止之，邪不能伏，请以八剂四日服尽，决效耳。石膏、黄芩各三钱，抑阳明之热，使其退就太阴；白豆蔻三钱、生姜五钱，救太阴之寒，使其退就阳明；脾胃为夫妻，使之和合，则无阴阳乖乱之愆。半夏、槟榔各一钱五分，去胸中之痰；苏叶二钱，发越太阳之邪；干葛一钱，断入阳明之路。甫三剂而疟止。改用小柴胡倍人参，服四剂，补中益气服十剂而瘳。

相国沈铭缜，丙辰秋患疟，吐蛔，闷不思食，六脉沉细。余曰：疟伤太阴，中寒蛔动也。用理中汤加乌梅三个、黄连五分，进四剂后，胸中豁然，寒热亦减，蛔亦不吐。去黄连，加黄芪二钱，生姜五钱，五剂而疟止。以手书谢云：早年攻苦，即有寒中之患。医者但明疏气，不解扶阳，积困于今。虽当盛暑，寒冷不敢沾唇。此独不肖自知之耳，疟发蛔动，几为性命之忧！幸老年侄隔垣之视，一匕回春，岂第超迈庸侪，直当上参和、扁。嗣此有生，讵非慈造！镌之焦府，与日偕长矣。

清脾饮 治疟疾脉来弦数，或但热不寒，或热多寒少，口苦咽干，小便赤涩。

青皮_炒 厚朴_{姜制} 白术_{炒黄} 黄芩 草果_{各八分} 柴胡 茯苓 半夏_{各一钱半} 甘草_{五分，炙}

水一盅，生姜五片，煎一盅服。_{近来不问虚实，概用此汤，过矣。}

白虎加桂枝汤 治但热不寒，及有汗者。

知母_{一钱二分} 桂枝_{五分} 甘草_{五分} 粳米_{一钱} 石膏_{五钱}

水盅半，煎八分服。

参苏饮 方见伤风。

小柴胡汤 方见伤寒。

补中益气汤 方见类中风。

凉膈散 方见真中风。

理中汤 方见伤寒。

十全大补汤 方见虚痨。

六君子汤 方见真中风。

香薷饮　方见类中风。

二术柴胡汤　诸疟必用。

白术炒焦　苍术炒　柴胡　陈皮各七分　甘草四分

水盅半，生姜五片，煎八分服。一日一发，及午前发，邪在阳分，加枯芩、茯苓、半夏；热甚口渴，加石膏、知母、麦门冬。间日或三四日发，或午后及夜发者，邪在阴分，加四物汤、酒炒黄芪、红花，提起阳分，方可截之。脉虚神倦，加人参、黄芪；伤食者加神曲、麦芽、山楂、黄连；痰多加生姜、半夏；要截，加槟榔、常山、乌梅。

常山饮　治疟痰在胸，用此吐之。若用砒霜之类，即使疟愈，脾胃受伤，须用此汤为稳。

常山一两，酒炒

水二盅，煎一盅，空心服。苦酒浸一宿，多炒透熟，即不吐。

露姜饮　治痰疟、寒疟。

生姜四两

连皮捣汁一碗，露一宿，空心服。

交加双解饮子　治瘴疟神效。

肉豆蔻二大枚　草豆蔻二枚　厚朴五钱　甘草四钱
生姜四钱

水二盅，煎一盅，空心服。五药俱一半生，一半熟。

疟母丸　元气不甚虚者宜此。

青皮　桃仁　红花　麦芽各二两　鳖甲四两，醋炙
海粉　香附　三棱　蓬术各一两半

十味俱用醋煮，神曲糊为丸，桐子大，每服三
钱，姜汤送下。

祛疟饮　三发后可用，因其衰而减之，立效。

知母去毛，酒炒，五钱　贝母去心，九分　陈皮去白
山楂肉　枳实各一钱五分　槟榔八分　柴胡去芦，七分
紫苏一钱　甘草去皮，炙，三分

水二盅，煎一盅，渣用水二盅，煎八分，俱露
一宿，临发日五更服头煎，未发前一时服二煎。

截疟饮　虚人久疟不止，此极见效。

黄芪酒炙，二钱　人参　白术炒　茯苓各一钱五分
砂仁　草果　橘红各一钱　五味子八分　甘草六分　乌
梅三枚

水二盅，生姜十大片，枣二枚，煎一盅服。

何首乌，忌铁，为末，酒调下三钱，临发先服，或煎汤服。

独蒜十二枚，煨熟　桃仁一百粒，去皮尖，炒　捣烂，入黄丹丸，如绿豆大，每服九丸，发日五更，面东酒送下。

桃仁一味，研烂，不犯水，加黄丹丸，五月五日合。

常山末二钱，酒浸，炒透，即不发吐。

乌梅肉四枚，研烂为丸，此截疟必效之方，世俗畏常山发吐，不知其有神功，但炒透即不吐耳。

生鳖甲不见汤煮者。醋炙黄，为末，乌梅肉为丸，每服三钱，必效。

痢　疾

经名肠澼，古称滞下。

帝曰：肠澼便血，何如？岐伯曰：身热则死，寒则生。肠中下痢曰肠澼，便血者赤痢也。阳胜阴衰则身热，故死；营气未伤则身不热，故生。帝曰：肠澼下白沫何如？岐伯曰：脉沉则生，脉浮则死。白沫者，白痢也。

病属阴而见阴脉为顺，故沉则生；阳脉为逆，故浮则死；有属热者，不拘此例。**帝曰：肠澼下脓血，何如？岐伯曰：脉悬绝则死，滑大则生。**脓血者，赤白兼下也。悬绝者，脉至如丝，悬悬欲绝也。邪实正虚故死，滑因血盛气未伤故生。**帝曰：身不热，脉不悬绝，何如？岐伯曰：滑大者曰生，悬涩者曰死，以脏期之。**身不热，脉不悬绝，皆非死候也。若不滑而涩，不大而小，乃死证也。故滑大为生，涩小为死也。以脏期之者，肝见庚辛死，心见壬癸死，肺见丙丁死，脾见甲乙死，肾见戊己死也。

愚按：痢之为证，多本脾肾。脾司仓廪，土为万物之母；肾主蛰藏，水为万物之元。二脏皆根本之地，投治少差，冤沉幽冥，究其疵误，皆寒热未明，虚实不辨也。晚近不足论，即在前贤，颇有偏僻，如《局方》与复庵，例行辛热，河间与丹溪，专用苦寒，何其执而不圆，相去天壤耶？

夫痢起夏秋，湿蒸热郁，本乎天也；因热求凉，过吞生冷，由于人也。气壮而伤于天者，郁热居多；气弱而伤于人者，阴寒为甚。湿土寄旺四时，或从于火，则阳土有余，而湿热为病，经所谓敦阜是也；或从于水，则阴土不足，而寒湿为病，经所谓卑监是也。言热者遗寒，言寒者废热，岂非立言之过乎？

至以赤为热，白为寒，亦非确论，果尔，则赤白相兼者，岂真寒热同病乎？必以见证，与色脉辨之，而后寒热不淆也。须知寒者必虚，热者必实，更以虚实细详之，而寒热愈明耳。胀满恶食，急痛惧按者，实也；烦渴引饮，喜冷畏热者，热也；脉强而实者，实也；脉数而滑者，热也；外此则靡非虚寒矣。

而相似之际，尤当审察。如以口渴为实热似矣，不知凡系泻痢，必亡津液，液亡于下，则津涸于上，安得不渴？更当以喜热喜冷，分虚实也。以腹痛为实热似矣，不知痢出于脏，肠胃必伤，脓血剥肤，安得不痛？更当以痛之缓急，按之可否，脏之阴阳，腹之胀与不胀，脉之有力无力，分虚实也。以小便之黄赤短少为实热似矣，不知水从痢去，溲必不长，液以阴亡，溺因色变，更当以便之热与不热，液之涸与不涸，色之泽与不泽，分虚实也。以里急后重为实热似矣，不知气陷则仓廪不藏，阴亡则门户不闭，更当以病之新久，质之强弱，脉之盛衰，分虚实也。

至于治法，须求何邪所伤，何脏受病，如因于湿热者，祛其湿热；因于积滞者，去其积滞；因于气者调之，因于血者和之。新感而实者，可以通因通用；久病而虚者，可以塞因塞用。是皆常法，无待言矣。

独怪世之病痢者，十有九虚。而医之治痢者，百无一补。气本下陷，而再行其气，后重不益甚乎？中本虚衰，而复攻其积，元气不愈竭乎？湿热伤血者，自宜调血，若过行推荡，血不转伤乎？津亡作渴者，自宜止泄，若但与渗利，津不转耗乎？世有庸工，专守痢无补法，且曰：直待痢止，方可补耳，不知因虚而痢者，愈攻则愈虚愈痢矣。此皆本末未明，但据现在者为有形之疾病，不思可虑者在无形之元气也。请以宜补之证悉言之：脉来微弱者可补，形色虚薄者可补，疾后而痢者可补，因攻而剧者可补。然而尤有至要者，则在脾肾两脏，如先泻而后痢者，脾传肾为贼邪难疗，先痢而后泻者，肾传脾为微邪易医，是知在脾者病浅，在肾者病深。肾为胃关，开窍于二阴，未有久痢而肾不损者。故治痢不知补肾，非其治也。

凡四君、归脾、十全、补中皆补脾虚，未尝不善，若病在火衰，土位无母，设非桂、附，大补命门，以复肾中之阳，以救脾家之母，则饮食何由而进，门户何由而固，真元何由而复耶？若畏热不前，仅以参、术补上，多致不起，大可伤矣！

积分新旧

旧积者，湿热食痰也，法当下之；新积者，下后又生者也，或调或补，不可轻攻。若因虚而痢者，虽旧积亦不可下，但用异功散，虚回而痢自止。丹溪有先用参、术，补完胃气而后下者，亦一妙法也，虚者宜之。

色黑有二

焦黑者，热极反兼胜己之化，芍药汤；黑如漆之光者，瘀血也，桃仁承气汤。

里急

里急而不得便者，火也，重者承气汤，轻者芍药汤，里急频见污衣者，虚也，补中益气汤去当归，加肉果。

后重

邪迫而后重者，至圊稍减，未几复甚，芍药汤。虚滑而后重者，圊后不减，以得解愈虚故也，真人养脏汤。下后仍后重者，当甘草缓之，升麻举之。

虚坐努责

虚坐而不得大便，血虚故里急，宜归身、地黄、芍药、陈皮之属。

噤口

食不得入，到口即吐，有邪在上膈、火气冲逆者，黄连、木香、桔梗、橘红、茯苓、菖蒲。有胃虚呕逆者，治中汤。有阳气不足，宿食未消者，理中汤加砂仁、陈皮、木香、豆蔻。有肝气呕逆者，木香、黄连、吴茱萸、青皮、芍药之类。有水饮停聚者，轻者五苓散，重者加甘遂。有积秽在下，恶气熏蒸者，承气汤。石莲为末，陈米汤调下。石莲即是莲子之老者，市中皆木莲，不可用。丹溪用人参、黄连浓煎，加姜汁细细呷之，如吐再吃，但得一呷下咽便开。

休息痢

屡止屡发，久不愈者，名曰休息。多因兜涩太早，积热未清，香连丸加参、术、甘草、茯苓、枳实。有调理失宜者，随证治之。有虚滑甚者，椿根白皮，东引者，水浸一日，去黄皮，每两配人参一两、煨木香二钱、粳米三钱，煎汤饮之。或大断下丸。

腹痛

因肺金之气郁在大肠之间，宜桔梗开之，白芍药、甘草、陈皮、木香、当归为主。恶寒加干姜，恶热加黄连。

肛门痛

热留于下，宜槐花、木香。挟寒者，理中汤。

蛲虫痢

其形极细，九虫之一也。胃弱肠虚，则蛲虫乘之，或痒，或从谷道中溢出，雄黄锐散，方见伤寒。内服桃仁、槐子、芜荑。

死证

下纯血者死。如屋漏水者死。大孔如竹筒者死。唇若涂朱者死。发热不休者死。色如鱼脑，或如猪肝者，皆半死半生。脉细，皮寒，气少，泄利前后，饮食不入，是谓五虚，死。惟用参、附，十可救一。

脉候

沉、小、细、微者吉，洪、大、滑、数者凶。
仲景云：沉弦者重，脉大者为未止，微弱者为欲自止，虽发热不死。

医案

屯院孙潇湘夫人，下痢四十日，口干发热，饮食不进，腹中胀闷，完谷不化，尚有谓其邪热不杀谷者，计服香、连、枳壳、豆蔻、厚朴等三十余剂，绝谷五日，命在须臾。迎余诊之，脉大而数，按之豁然，询得腹痛而喜手按，小便清利，此火衰不能生土，内真寒而外假热也。亟煎附子理中汤，冰冷与服，一剂而痛止，六剂而热退食进，兼服八味丸二十余日，霍然起矣。

淮安郡侯许同生令爱，痢疾腹痛，脉微而软。余曰：此气虚不能运化精微。其窘迫后重者，乃下陷耳。用升阳散火汤一剂，继用补中益气汤十剂，即愈。

文学顾伟男之内，痢疾一月，诸药无功。余诊之曰：气血两虚，但当大补，痢家药品一切停废，以十全大补连投十剂，兼进补中益气加姜、桂，二十余剂而安。

兵尊张纲庵，秋间患痢，凡香、连、枳、朴等剂，用之两月而病不衰。余诊之，滑而有力，失下之故也。用香、连、归、芍、陈皮、枳壳，加大黄三钱，下秽物颇多，诊其脉尚有力，仍用前方，出积滞如鱼肠者约数碗，调理十余日而痊。

抚台毛孺初，痢如鱼脑，肠鸣切痛，闻食则呕，所服皆芩、连、木香、菖蒲、藿香、橘红、芍药而已。后有进四君子汤者，疑而未果。飞艇相招，兼夜而往。诊得脉虽洪大，按之无力，候至右尺，倍觉濡软。余曰：命门火衰，不能生土，亟须参、附，可以回阳。孺翁曰：但用参、术可得愈否？余曰：若无桂、附，虽进参、术，无益于病，且脾土大虚，虚则补母，非补火乎？遂用人参五钱，熟附一钱五分，炮姜一钱，白术三钱。连进三剂，吐止食粥，再以补中益气加姜、附十四剂后，即能视事。

大黄汤　治脓血稠黏，里急后重，腹痛脉实。

锦纹大黄一两

好酒二盅，浸半日，煎至盅半，去渣，分二次服。

芍药汤　经曰：溲而便脓血，知气行而血止也。行血则便脓自愈，调气则后重自除。

芍药一钱五分　当归　黄连　黄芩各八分　大黄一钱

桂五分　甘草炒　槟榔各四分　木香五分

水二盅，煎一盅服，痢不减，渐加大黄。

白术黄芩汤　服前药，痢虽除，更宜调和。

白术三钱，土炒　黄芩二钱　甘草一钱

水盅半，姜三片，煎八分服。

承气汤　见伤寒。

藿香正气散　见真中风。

苏合香丸　见真中风。

黄连丸

干姜炮　黄连炒　砂仁炒　川芎　阿胶蛤粉炒

白术各一两　乳香另研，三钱　枳壳麸炒，五钱

为末，盐梅三个，取肉，少入醋，丸如桐子大，

每服二钱，白汤送下，食前服。

苍术地榆汤　治脾经受湿，下血痢。

苍术六钱，炒　地榆二钱

水二盅，煎一盅服。

郁金散　治热毒痢，下血不止。

真郁金　槐花炒，各五钱　甘草炙，二钱五分

为细末，每服二钱，食前豆豉汤调下。

芍药黄芩汤

黄芩　芍药各二钱　甘草一钱

水盅半，煎八分服。

香连丸

黄连二十两　吴茱萸十两，水拌，同炒令赤，去茱萸

木香四两八钱八分

为细末，醋糊丸，桐子大，每服三钱，空心米汤送下。

导气汤

木香　槟榔　黄连各六分　大黄　黄芩各一钱五分

枳壳一钱，炒　芍药六钱　当归三钱

分二服。水二盅，煎一盅，食前服。

真人养脏汤 治虚寒痢疾，久而不愈。

人参 白术炒 当归各六分 白芍药—钱六分 木香—钱四分 甘草炙 肉桂各八分 肉果面裹，煨，五分 粟壳蜜炙，三钱六分 诃子肉—两二钱

水二盅，煎一盅，食前温服。

理中汤 见伤寒。

治中汤 即理中汤加陈皮、青皮。

补中益气汤 见类中风。

异功散 方见真中风。

四君子汤 方见真中风。

十全大补汤 方见虚痨。

归脾汤 方见健忘。

仓廪汤 治噤口痢，乃热毒冲心。

人参 茯苓 甘草炙 前胡 川芎 羌活 独活 桔梗 柴胡 枳壳 陈仓米各八分

水二盅，生姜三片，煎一盅服。

诃黎勒丸 治休息痢。

樗白皮二两 诃子五钱，去核 母丁香三十粒

为末糊丸，梧子大，每服三钱，陈米汤入醋少

许送下，日三服效。

芜荑丸　治久痢，及下部有虫。

芜荑炒　黄连各二两　蚺蛇胆五钱

为末，蜜丸，梧子大，每服二钱，食前杏仁汤下。

瓜蒌散　治五色痢久不愈。

瓜蒌一枚，黄色者，炭火煨存性，盖地上一宿，出火毒

上研细末，作一服，温酒调下。

大断下丸　治脏寒久痢。

高良姜一两五钱　牡蛎煅，一两　附子制，一两　干姜炮，一两五钱　细辛一两五钱　龙骨研　赤石脂　枯矾　肉豆蔻面煨　诃子肉各一两　石榴皮醋浸，炒黄

上为细末，醋糊丸，桐子大，每服三钱，米汤下。

泄　泻

经曰：春伤于风，夏生飧泄，邪气留连，乃为洞泄。肝应于春，属木主风，春伤于风，肝受邪也。木旺则贼

土，夏令助其湿则生飧泄。飧泄者，下利清谷也。邪气久而不去，脾土大虚，水来侮之，则仓廪不藏而为洞泄。洞泄者，下利清水也。**又曰：清气在下，则生飧泄**。清气本上升，虚则陷下，陷下则不能收而飧泄。**又曰：湿胜则濡泄**。土强制水，湿邪不干，肠胃自固，土虚湿胜，濡泄至矣。**又曰：暴注下迫，皆属于热**。暴注者，卒暴注泄也。肠胃有热，传化失常，火性疾速，故如是也。下迫者，后重里急也。火性急速而能燥物，故也。**诸病水液，澄澈清冷，皆属于寒**。水谷不化，澄澈清冷，皆得寒水之化，如秋冬寒凉，水必澄清也。夫火热之证，必以暴至；水寒之证，必以渐成。故曰：暴泄非阴，久泄非阳也。

愚按：《内经》之论泄泻，或言风，或言湿，或言热，或言寒，此明四气皆能为泄也。又言：清气在下，则生飧泄。此明脾虚下陷之泄也。统而论之，脾土强者，自能胜湿，无湿则不泄，故曰：湿多成五泄。若土虚不能制湿，则风寒与热，皆得干之而为病。治法有九：一曰淡渗，使湿从小便而去，如农人治涝，导其下流，虽处卑隘，不忧巨浸。经云：治湿不利小便，非其治也。又云：在下者，引而竭之是也。一曰升提，气属于阳，性本上升，胃气注迫，辄尔下陷，升柴羌葛之类，鼓舞胃气上腾，则注下自止。又如地上淖泽，风之即干，故风药多燥，且湿为土病，风为木药，木可胜土，风亦胜湿，所谓下者举之是也。一曰清凉，热淫所至，暴注下迫，苦寒诸剂，用涤燔蒸，犹当溽暑伊郁之时，而商飙飒然倏动，则炎熇如失矣，所谓热者清之是也。一曰疏利，痰凝气滞，食积水停，皆令人泻，随证祛逐，勿使稽留。经云：实者泻之。又云：通因通用是也。一曰甘缓，泻利不已，急而下趋，愈趋愈下，泄何由止？甘能缓中，善禁急速，且稼穑作甘，甘为土味，所谓急者缓之是也。一曰酸收。泻下有日，则气散而不收，无能统摄，注泄何时而已？酸之一味，能助收肃之权。经云：散者收之是也。一曰燥脾，土德无惭，水邪不滥，故泻皆成于土湿，湿皆本于脾虚，仓廪得职，水谷善分，虚而不培，湿淫转甚。经云：虚者补之是也。一曰温肾，肾主二便，封藏之本，况虽属水，真阳寓焉！少火生气，火为土母，此火一衰，何以运行三焦，熟腐五谷乎？故积虚者必挟寒，脾虚者必补母。经云：寒者温之是也。一曰固涩，注泄日久，幽门道滑，虽投温补，未克奏功，须行涩剂，则变化不愆，揆度合节，所谓滑者涩之是也。夫是九者，治泻之大法，业无遗蕴。至如先后缓急之权，岂能预设？须临证之顷，圆机灵变，可以跻天下于寿域矣！

《难经》五泄

胃泄，饮食不化，色黄，承气汤。脾泄，腹胀满，泄注，食即呕吐，建中汤、理中汤。大肠泄，食已窘迫，大便色白，肠鸣切痛，干姜附子汤。小肠泄，溲而便脓血，少腹痛，承气汤。大瘕泄，里急后重，数至圊而不能便，茎中痛，承气汤。

肾泄

五更溏泄，久而不愈，是肾虚失闭藏之职也，五味子散。亦有食积者，香砂枳术丸。寒积，理中汤，宜夜饭前进。酒积，葛花解醒汤。

鹜泄

中寒，糟粕不化，色如鸭粪，澄澈清冷，小便清白，附子理中汤。

飧泄

水谷不化而完出也，《史记》名回风。风邪入胃，木来贼土，清气在下，升阳除湿汤。

洞泄

一名濡泄。泻下多水也，胃苓汤。水液去多，甚而转筋，血伤，故筋急也，升阳除湿汤。

痰泄

痰留于肺，大肠不固，脉必弦滑，以药探吐。其人神志不瘁，色必不衰，或二陈汤加苍术、木香。

火泄

腹痛，泻水，肠鸣，痛一阵泻一阵，火也，黄芩芍药汤。张长沙谓之胁热自利。

直肠泄

食方入口而即下，极为难治，大断下丸。

脉候

胃脉虚则泄。脉滑按之虚者必下利。肾脉小甚为洞泄。肺脉小甚为泄，泄脉洪大者逆。下利日十余行，脉反实者死。腹鸣而满，四肢清泄，其脉大者，十五日死。腹大胀，四末清，脱形，泄甚，不及一时死。下则泄泻，上则吐痰，皆不已，为上下俱脱，死。

医案

大宗伯董玄宰，夏初水泄，完谷不化，曾服胃苓汤及四君子汤，不效。余曰：经云：春伤于风，夏生飧泄。谓完谷也。用升阳除湿汤加人参二钱，三剂顿止。

大司寇姚岱芝，吐痰泄泻，见食则恶，面色痿黄，神情困倦，自秋及春，无剂弗投，经久不愈。比余诊之，口不能言，亟以补中益气去当归，加肉果二钱、熟附一钱、炮姜一钱、半夏二钱、人参四钱。日进二剂，四日而泻止，但痰不减耳。余曰：肾虚水泛为痰，非八味丸不可，应与补中汤并进。凡四十日服人参一斤，饮食大进，痰亦不吐，又半月而酬对如常矣。

胃苓汤 一名对金饮子，即五苓散、平胃散二方合用也。治暑湿停饮，泄泻，小便不利。

苍术制，一钱五分 厚朴制 陈皮各一钱 甘草五分 白术八分，炒 茯苓一钱二分 泽泻一钱 肉桂三分 猪苓一钱

水二盅，姜三片，枣二枚，煎八分服。

薷苓汤 治夏月暑泻，欲成痢疾。

香薷一钱五分 黄连姜汁炒 厚朴姜汁炒 扁豆炒，各一钱 猪苓 泽泻各一钱二分 白术炒 茯苓各八分 甘草五分

水二盅，姜三片，煎八分服。

六一散 一名益元散。治伤暑水泻。加红曲名青六丸，

加姜末名温六丸。

滑石_{水飞，六两}　甘草末_{一两}

新汲水调服。

戊己丸

黄连_{酒炒，四两}　白芍药_{三两}　吴茱萸_{泡，炒，二钱}

为末，神曲和丸，桐子大，米饮送二钱。

升阳除湿汤　治受风飧泄，及虚弱不思食，小便黄赤，四肢困倦。

苍术_{一钱}　柴胡　羌活　防风　神曲　泽泻　猪苓_{各六分}　陈皮　麦芽　甘草_{炙，各三分}　升麻_{五分}

水盏半，姜三片，煎七分服。

浆水散　治暴泻如水，一身尽冷，汗出，脉弱，气少不能言，甚者呕吐，此为急病。

半夏_{二两，姜制}　良姜_{二钱五分}　干姜_炮　肉桂　甘草_炙　附子_{炮，各五钱}

上为细末，每服四钱，水二盏，煎一盏服。

连理汤　即理中汤加黄连、茯苓。

人参　白术_{各一钱五分}　干姜_{二钱，炒}　甘草_{炙，五分}　茯苓_{一钱五分}　黄连_{一钱，炒}

水二杯，煎一杯，食远服。

茱萸断下丸 治脏腑虚寒，腹痛泄泻，大效。

吴茱萸二两，炒 赤石脂 干姜各一两五钱 艾叶炒
缩砂仁 肉豆蔻 附子制，各一两

为末，面糊丸，每服三钱，米饮送下。

大断下丸 方见痢疾。

固肠丸

樗皮四两，醋炙 滑石二两，水飞

为末，粥丸。此丸性燥，滞气未尽者勿服。

补中益气汤 方见类中风。

四君子汤、六君子汤、异功散 俱见真中风。

承气汤、理中汤 方见伤寒。

金匮肾气丸 方见水肿胀满。

八味丸 方见虚痨。

四神丸 治脾肾虚寒，大便不实，饮食不思。

肉果面煨，二两 补骨脂四两 五味子二两 吴茱
萸浸炒，一两

上为末，生姜八两，红枣一百枚，煮熟，取枣
肉去皮和丸，如桐子大，每服四钱，空心米饮下。

葛花解酲汤　治酒伤吐泻。

青皮三钱　木香五分　橘红　人参　猪苓去皮
茯苓各一钱五分　神曲炒　泽泻　干姜炒　白术各二钱
白豆蔻　葛花　砂仁各五钱

上为细末，每服三钱，白汤调服，得汗即愈。

枳术丸　消食止泻。

枳实去瓤，麸炒，一两　白术二两，土炒

上为末。荷叶裹烧饭为丸，如桐子大，每服三
钱，白汤下。用白术者，令胃强不复伤也。加木香
一两，砂仁一两，名香砂枳术丸。

卷之八

云间李中梓士材父著

门人李玄度公超父参

侄孙李廷芳蘅伯父订

头 痛

经曰：风气循风府而上，则为脑风。新沐中风，则为首风。首风之状，头面多汗恶风，当先风一日则病甚，头痛不可以出内，至其风日则病少愈。风府者，督脉穴，入项发际一寸。太阳之脉，连于风府，太阳受风，则脑痛而为脑风也。濯首曰沐，沐则腠开风客，乃为首风。风伤卫则汗出而恶风，风为阳邪，故先风一日则病发，先甚者亦先衰，故至其风日则病少愈也。头痛数岁不已，当犯大寒，内至骨髓，髓以脑为主，脑逆故头痛，齿亦痛，名曰厥逆。髓以脑为主者，诸髓皆属于脑也。大寒入髓则脑痛，其邪深，故数岁不已。髓为骨之充，齿者骨之余也，故头痛齿亦痛。是邪逆于上，故名厥逆。头痛巅疾，下虚上实，过在足少阴、巨阳。头痛，巨阳病也。太阳之脉交巅上。其支别者，从巅至耳上角，其直行者，从巅入络脑。下虚，少阴肾虚也；上实，巨阳膀胱实也。肾虚不能摄巨阳之气，故虚邪上行而为头痛也。**头痛耳鸣，九窍不利，肠胃之所生。**耳者，肾之外候，肾气虚故耳鸣也。九窍不利者，气虚不能达也。肠胃者，七冲门之道路，气之所以往来者也。气虚则不能上升于巅顶，故头痛。**头痛甚则脑尽痛，手足寒至节，死不治。**三阳受邪，伏而不去，久则阳气败绝，故手足之寒上至于节也。

愚按：经之论头痛，风也、寒也、虚也。运气论头痛十条，伤寒论太阳头痛一条，皆六气相侵，与真气相搏，经气逆上，干于清道，不得运行，壅遏而痛也。

头为天象，六腑清阳之气，五脏精华之血，皆会于此，故天气六淫之邪，人气五贼之变，皆能相害。或蔽覆其清明，或瘀塞其经络，与气相搏，郁而成热，脉满而痛。若邪气稽留，脉满而气血乱，则痛乃甚，此实痛也。寒湿所侵，真气虚弱，虽不相搏成热，然邪客于脉外，则血泣脉寒，卷缩紧急，外引小络而痛，得温则痛止，此虚痛也。

因风痛者，抽掣恶风；因热痛者，烦心恶热；因湿痛者，头重而天阴转甚；因痰痛者，昏重而欲吐不休；因寒痛者，绌急而恶寒战栗；气虚痛者，恶劳动，其脉大；血虚痛者，善惊惕，其脉芤。

头痛自有多因，而古方每用风药何也？高巅之上，惟风可到；味之薄者，阴中之阳，自地升天者也。在风寒湿者，固为正用，即虚与热者亦假引经。须知新而暴者，但名头痛；深而久者，名为头风。头风必害眼者，经所谓东风生于春，病在肝，目者，肝之窍，肝风动则邪害空窍也。察内外之因，分虚实之证，胸中洞然，则手到病去矣。

风湿挟热头痛

上壅损目及脑痛。偏正头痛，年深不愈，并以清空膏主之，痛甚加细辛。

痰厥头痛，太阴脉缓，清空膏去羌活、防风，加半夏、天麻。阳明头痛，发热恶热而渴，白虎汤加白芷。

肾厥头痛，即经所谓下虚上实，其脉举之则弦，按之则坚，玉真丸、来复丹。伤食头痛，胸满咽酸，噫败卵臭，恶食，虽发热而身不痛，香砂枳术丸。伤酒头痛，葛花解醒汤。怒气伤肝，沉香降气散、苏子降气汤。头痛九窍不利，属气虚，补中益气汤加芍药、川芎、细辛。眉尖后近发际曰鱼尾，鱼尾上攻头痛，属血虚，四物汤加薄荷。动作头痛，胃热也，酒炒大黄五钱，浓茶煎服。心烦头痛，清空膏加麦门冬、丹参。上热头痛，目赤下寒，足胻为甚，大便微秘，既济解毒汤。

偏头痛

半边头痛。

左为血虚，右属气虚。蓖麻子五钱，去壳，大枣十五枚，去核，共捣研如泥，涂绵纸上，用箸一只卷之，去箸纳鼻中，良久取下，清涕即止。生萝卜汁仰卧注鼻中，左痛注右，右痛注左。芎犀丸极效。

雷头风

头痛而起核块，或头中如雷鸣。

震为雷，震仰盂。用青荷叶者，象震之形与色也，清震汤。有因痰火，耳如雷鸣，熟半夏一两，大黄煨二两，天麻、黄芩各六钱，薄荷叶三钱，甘草三钱，水泛绿豆大，临卧茶吞二钱，痰利为度。

真头痛

手足青至节，旦发夕死，夕发旦死。

脑为髓海，受邪则死。灸百会穴，猛进大剂参、附，亦有生者。

大头风

头大如斗，此天行时疫也。

感天地非时之气，甚而溃裂出脓，此邪客上焦，普济消毒饮子。轻者名发颐，肿在两耳前后，甘桔汤加薄荷、荆芥、鼠粘子、连翘、黄芩。

眉棱骨痛

外挟风寒，内成郁热，上攻头脑，下注目睛，眉骨作痛。有属心肝壅热者，有风痰上攻者，有湿气内郁者，选奇汤神效。戴元礼云：眼眶痛有二证，俱属肝经，肝虚见光则痛，生熟地黄丸。肝经停饮，痛不可开，昼静夜剧，导痰汤。

脉候

寸口紧急，或短，或弦，或浮，皆头痛。浮滑为风痰，易治；短涩为虚，难治。浮弦为风，浮洪为火，细或缓为湿。

医案

少宰蒋恬庵，头痛如破，昏重不宁，风药、血药、痰药，久治无功。余曰：尺微寸滑，肾虚水泛为痰也。地黄四钱，山药、丹皮、泽泻各一钱，茯苓三钱，沉香八分，日服四帖。两日辄减六七，更以七味丸人参汤送，五日其痛若失。

清空膏 丹溪曰：东垣清空膏，诸般头痛皆治，惟血虚头痛，从鱼尾相连者勿用。太阳厥阴巅顶痛，宜来复丹等，亦非此药所能治。

羌活　防风各一两　柴胡七钱　川芎五钱　甘草炙，一两半　黄连炒，一两　黄芩三两，一半生用，一半酒炒

为细末，每服三钱，茶调如膏，抹在口中，少用白汤，临卧送下。

白虎汤 见伤寒。

安神散 治郁热头痛。

黄芪　羌活　黄柏酒炒，各一两　防风二钱五分　知母酒炒　生地黄酒润　柴胡　升麻各五分　炙甘草　生甘草各三钱

每服五钱，水二盅，煎至盅半，加蔓荆子五分、川芎三分，煎至一盅，临卧热服。

透顶散 治新久偏正头风，及夹脑风。

细辛表白者，二茎　瓜蒂七个　丁香三粒　糯米七粒　冰片　麝香各一分半

将冰、麝研极细，将前味研匀，另自治为末，然后入乳钵内，与冰、麝和匀，磁瓶密固，用一大

豆许，随患人左右搐之，良久出涎碗许则安。

大川芎丸 治风寒痰饮，偏正头疼。

川芎一斤 天麻四两

为末，蜜丸，每丸一钱。每服一丸，食后茶、酒下。

玉壶丸 治风痰吐逆，头痛目眩，胸满吐涎。

南星生 半夏生，各一两 天麻半两 白面三两

为末，水丸，桐子大，每服三十丸，用水一碗，先煎沸，下药煮，候药浮即熟，漉起，生姜汤下。

玉真丸 肾虚逆上头痛，谓之肾厥。

硫黄二两 石膏煅赤，研 半夏汤洗 硝石研，各一两

为末，生姜汁丸，桐子大，阴干，每服二十丸，姜汤下。灸关元百壮。寒甚者去石膏，用钟乳粉。

来复丹 见真中风。

葛花解醒汤 见泄泻。

沉香降气散 治气壅痞塞头痛。

沉香二钱八分 砂仁七钱五分 甘草炙，五钱五分 香附盐水炒，去毛，六两二钱半

为极细末，每服二钱，淡姜汤下。

苏子降气汤 虚阳上攻，气不升降，痰涎壅盛。

苏子炒，研 半夏汤泡，各二钱半 前胡去芦 甘草炙 厚朴姜制 陈皮去白，各一钱 当归去芦，一钱半 沉香七分

水二盅，生姜三片，煎一盅服。虚寒者加桂五分、黄芪一钱。

既济解毒汤 治上热，头目赤肿而痛，烦闷不得安卧，下体寒，足胕尤甚，大便微秘。

大黄便通者勿用 黄连酒炒 黄芪酒炒 甘草炙 桔梗各二钱 柴胡 升麻 连翘 当归身各一钱

水二盅，煎一盅，食后服。

神芎散 治风热上攻，头痛鼻塞。

青黛二钱五分 蔓荆子 川芎各一钱二分 郁金 芒硝各一钱 石膏一钱三分 细辛根一钱 薄荷叶二钱 红豆一粒

为细末，搐鼻。

茶调散 治风热上攻，头目昏痛。

黄芩酒浸，炒，二两 川芎一两 细茶三钱 白芷五钱

薄荷三钱　荆芥穗四钱

为细末，每服三钱，茶送下。巅顶及脑痛加细辛、藁本、蔓荆子各三钱。

菊花散　治风热头痛。

甘菊花去蒂　旋覆花去梗　防风　枳壳去瓤，面炒　羌活　蔓荆子　石膏　甘草炙，各一钱五分

水二盅，姜五片，煎一盅服。

芎犀丸　治偏正头痛，鼻流臭涕，服他药不效者，服此决效。

川芎　朱砂水飞　石膏研　片脑各四两　人参　茯苓　甘草炙　细辛各二两　犀角　栀子各一两　阿胶炒，一两半　麦门冬去心，三两

为细末，蜜丸，弹子大，每服一丸，食后茶送。

清震汤　治头面疙瘩，或闻雷声。

升麻　苍术泔浸，各四钱　青荷叶一个，全用

水二盅，煎八分，食后服。

黑锡丹　治真头痛。

沉香　附子制　胡芦巴　肉桂各五钱　茴香　破故纸　肉豆蔻　金铃子　木香各一两　黑锡　硫黄与

黑锡结砂子，各一两

为末，研匀，酒煮面糊丸，桐子大，阴干，每服五钱，空心姜盐汤送下。一方有阳起石五钱、巴戟一两。

普济消毒饮子 治大头瘟。肿甚者，宜砭刺之。

黄芩 黄连各八分 人参五分 橘红 玄参 甘草生，各四分 连翘 牛蒡子 板蓝根 马勃 白僵蚕炒 升麻各二分 柴胡 桔梗各五分 薄荷六分

水二盅，煎一盅服。便秘加酒煨大黄一钱。

选奇汤 治眉棱骨痛。

防风 羌活各三钱 黄芩酒炒，一钱 甘草三钱，夏生冬炙

每服三钱，水煎热服。

生熟地黄丸 治肝虚头痛，目暗。

生地黄 熟地黄各一斤半 甘菊去蒂，一斤 石斛 枳壳 防风 牛膝各六两 羌活 杏仁各四两

为末，蜜丸，桐子大，每服三钱，以黑豆三升，炒令烟尽，淬好酒六升，每用半钟，食前送下。

导痰汤 治痰饮头痛。

半夏熟，四两 天南星炮，去皮 枳实麸炒 赤茯

苓去皮　橘红各一两　甘草炙，五钱

每服四钱，水一盏，姜十片，煎八分，食后服。

心腹诸痛

心痛　胃脘痛　胸痛　腹痛　少腹痛　胁痛

经曰：厥心痛，与背相控，善瘈，如从后触其心，伛偻者，肾心痛也。腹胀胸满，心痛尤甚，胃心痛也。如以锥针刺其心，心痛甚者，脾心痛也。色苍苍如死状，终日不得太息，肝心痛也。卧若徒居，心痛间，动作痛益甚，色不变，肺心痛也。阳明有余，上归于心，滑则病心疝。心痛，引少腹满，上下无定处，溲便难者，取足厥阴。心痛，腹胀啬然，大便不利，取足太阴。心痛气短，不足以息，取手太阴。心痛，引背不得息，取足少阴。两章论心痛凡十种，皆他脏病干之而痛，非本经自病也。

愚按：《内经》之论心痛，未有不兼五脏为病者，独详于心而略于胸腹，举一以例其余也。心为君主，义不受邪，受邪则本经自病，名真心痛，必死不治。然经有云：邪在心则病心痛，喜悲，时眩仆，此言胞络受邪，在腑不在脏也。又云：手少阴之脉动，则病嗌干心痛，渴而欲饮，此言别络受邪，在络不在经也。其络与腑之受邪，皆因怵惕思虑，伤神涸血，是以受如持虚。而方论复分九种：曰饮、曰食、曰热、曰冷、曰气、曰血、曰悸、曰虫、曰疰，苟不能遍识病因，将何以为治耶？

胃属湿土，列处中焦，为水谷之海，五脏六腑，十二经脉，皆受气于此。壮者邪不能干，弱者着而为病，偏热偏寒，水停食积，皆与真气相搏而痛。肝木相乘为贼邪，肾寒厥逆为微邪，挟他脏而见证，当与心痛相同。但或满或胀，或呕吐，或不能食，或吞酸，或大便难，或泻利，面浮而黄，本病与客邪必参杂而见也。

胸痛即膈痛，其与心痛别者，心痛在歧骨陷处，胸痛则横满胸间也。其与胃脘痛别者，胃脘在心之下，胸痛在心之上也。经曰：南风生于夏，病在心俞，在胸胁。此以胸属心也。肝虚则胸痛引背胁，肝实则胸痛不得转侧，此又以胸属肝也。夫胸中实肺家之分野，其言心者，以心之脉从心系却上肺也。其言肝者，以肝之脉贯膈上注肺也。

胁痛旧从肝治，不知肝固内舍胠胁，何以异于心肺内舍膺胁哉？若谓肝经所过而痛，何以异于足少阳、手心主所过而痛者哉？若谓经脉挟邪而痛，何以异于经筋所过而痛者哉？故非审色按脉，熟察各经气变，卒不能万举万当也。且左右肺肝，气血阴阳，亦有不可尽拘，而临证者可无详察耶？

腹痛分为三部，脐以上痛者为太阴脾，当脐而痛者为少阴肾，少腹痛者为厥阴肝，及冲、任、大小肠。每部各有五贼之变，七情之发，六气之害，五运之邪，至纷至博，苟能辨气血虚实，内伤外感，而为之调剂，无不切中病情矣。

心痛

有停饮则恶心烦闷，时吐黄水，甚则摇之作水声，小胃丹或胃苓汤。食积则饱闷，噫气如败卵，得食辄甚，香砂枳术丸加神曲、莪术。火痛忽增忽减，口渴便秘，清中汤。外受寒，内食冷，草豆蔻丸。虚寒者，归脾汤加姜、桂、菖蒲。气壅攻刺而痛，沉香降气散。死血脉必涩，饮下作呃，手拈散，甚者桃仁承气汤。心痛而烦，发热动悸，此为虚伤，妙香散。虫痛面上白斑，唇红能食，或食后即痛，或痛后即能食，或口中沫出，上半月虫头向上易治，下半月虫头向下难治，先以鸡肉汁，或蜜糖饮之，引虫头向上，随服剪红丸。蛔虫啮心，痛有休止，或吐蛔虫，蛔动则恶心呕吐，乌梅丸、芜荑散。鬼疰心痛，昏愦妄言，苏合香丸。热厥心痛，金铃子散。寒厥心痛，术附汤。

胃脘痛

治法与心痛相仿，但有食积，按之满痛者，下之，大柴胡汤。虚寒者，理中汤。

胸痛

肝虚者，痛引背胁，补肝汤。肝实者，不得转侧，喜太息，柴胡疏肝散。有痰，二陈汤加姜汁。

胁痛

左痛多留血，代抵当汤。右痛多痰气，痰，二陈汤；气，推气散。左为肝邪，积芎散。右为肝移邪于肺，推气散。挟寒，理中汤加枳壳。死血日轻夜重，或午后热，脉涩或芤，桃仁承气汤，加枳壳、鳖甲。痰饮，导痰汤加白芥子。食积，有一条扛起者是也，枳术丸加吴茱萸、黄连、神曲、山楂。肝火盛，龙荟丸。虚冷，理中汤送黑锡丹。肝脉软，补肝汤。惊伤胁痛，桂枝散。

腹痛

芍药甘草汤主之。

稼穑作甘，甘者，己也；曲直作酸，酸者，甲也；甲己化土，此仲景妙方也。脉缓伤水，加桂枝、生姜；脉洪伤金，加黄芩、大枣；脉涩伤血，加当归；脉弦伤气，加芍药；脉迟伤火，加干姜。绵绵痛而无增减，欲得热手按，及喜热饮食，其脉迟者，寒也，香砂理中汤。冷痛，用温药不效，大便秘者，当微利之，藿香正气散加官桂、木香、大黄。时痛时止，热手按而不散，脉大而数者，热也，大金花丸，或黄连解毒汤。暑痛，十味香薷饮。湿痛，小便不利，大便溏，脉必细缓，胃苓汤。痰痛，或眩晕，或吐冷涎，或下白积，或小便不利，或得辛辣热汤则暂止，脉必滑，轻者二陈汤加枳壳、姜汁，重者用礞石滚痰丸。食积痛甚，大便后减，其脉弦，或沉滑，平胃散加枳实、山楂、麦芽、砂仁、木香，甚者加大黄。酒积痛，葛花解酲汤加三棱、莪术、茵陈。气滞必腹胀，脉沉，木香顺气散。死血作痛，痛有定在而不移，脉涩或芤，虚者，四物汤料加大黄蜜丸服。实者，桃仁承气汤，或用丹皮、香附、穿山甲、降香、红花、苏木、延胡索、当归尾、桃仁，加童便、韭汁、酒。虫痛，心腹懊恼，往来上下，痛有休止，或有块根起，腹热善渴，面色乍青、乍白、乍赤，吐清水者，虫也，或鸡汁吞万应丸下之，或椒汤吞乌梅丸安之。干霍乱，一名搅肠痧，疝痛，内痈皆腹痛，各详具本门。

愚再按：近世治痛，有以诸痛属实，痛无补法者；有以通则不痛，痛则不通者；有以痛随利减者；互相传授，以为不易之法。不知形实病变，便闭不通者，乃为相宜；或形虚脉弱，食少便泄者，岂容混治。经曰：实实虚虚，损不足而益有余。如此死者，医杀之耳。须知痛而胀闭者多实，不胀不闭者多虚；拒按者为实，可按者为虚；喜寒者多实，爱热者多虚；饱则甚者多实，饥则甚者多虚；脉实气粗者多实，脉虚气少者多虚；新病年壮者多实，久病年衰者多虚；补而不效者多实，攻而愈剧者多虚。痛在经者脉多弦大，痛在脏者脉多沉微。必以望、闻、问、切，四者详辨，则虚实灼然。实者固可通利，虚者安可通利乎？故表虚而痛者，阳不足也，非温经不可；里虚而痛者，阴不足也，非养营不可；上虚而痛者，以脾伤也，非补中不可；下虚而痛者，脾肾败也，非温补命门不可。亦泥痛无补法，则杀人惨于利器矣！

脉候

弦为痛为食，涩为痛，短数为痛，大为病久，痛甚者脉必伏。细小沉迟者生，实大浮长滑数者死，大痛而喘，人中黑者死。寸口脉弦，胁下拘急而痛，其人恶寒。

医案

给谏章鲁斋，暑月自京口归邑，心中大痛，吴门医者令服香薷饮，痛势转增。余曰：寸口弦急，痰食交结也。服香砂二陈汤两帖，痛虽略减，困苦烦闷，更以胃苓汤加半夏二钱，大黄三钱，下黑屎数枚，痛减三四。仍以前汤用大黄四钱，下胶痰十数碗，始安。

孝廉李长蘅，吴门舟次，忽发胃脘痛，用顺气化食之剂弗效。余诊之曰：脉沉而迟，客寒犯胃也。以苏参饮加草豆蔻二钱，煎就，加生姜自然汁半碗，一服而减，二服而瘥。

县令章生公，在南都应试时，八月初五，心口痛甚，至不能饮食。余诊之，寸口涩而软，予大剂归脾汤，加人参三钱、官桂一钱。生公云：痛而骤补，实所不敢，得无与场期碍乎？余曰：第能信而服之，可以无碍，恐反投破气之药，其碍也必矣。遂服之，不逾时而痛减，更进一剂，连饮独参汤两日而愈，场事获竣。

海上太学乔宪卿，郁怒之余，胸腹胀痛，先服消痰疏气化食之剂不效，服大黄下之不效，更以人参补之，又不效，迎余诊之，脉弦而数，此内有郁热，为寒凉饮食，壅之而痛。用黄连三钱，栀子一钱五分，橘红、白蔻各二钱，钩藤、木香各八分，官桂二钱，煎成，加姜汁半盅，二剂痛止，四剂之后加干姜、人参而霍然。

太史焦漪园，当脐切痛，作气、食疗之无功，余诊之曰：当脐者，少阴肾之部位也，况脉沉而弱，与气食有何干涉？非徒无益，反害真元。以八味丸料煎饮，不十日而康复如常。

京卿胡慕东名忻，少腹作痛，连于两胁，服疏肝之剂，一月以来，日甚一日。余诊之，左关尺俱沉迟，治以理中汤加吴茱萸。一剂知，十剂起矣。

加味七气汤　治七情郁结，心腹作痛。

蓬术　青皮　香附醋炒，各一钱半　延胡索一钱

姜黄一钱　草豆蔻八分　三棱炮，七分　桂心五分　益智仁七分　陈皮八分　藿香七分　炙甘草四分

水二盅，煎一盅，食前服。死血，加桃仁、红花。

手拈散　治血滞，心腹作痛。

延胡索醋炒　五灵脂醋炒　草果　没药各等分

为细末，每服三钱，热酒调下。

桃仁承气汤　见伤寒。

小胃丹　见水肿胀满。

胃苓汤　见泄泻。

代抵当汤　行瘀血。如血老而甚者，去归、地，加蓬术。

生地黄　当归尾　穿山甲各三钱　降香一钱五分　肉桂去皮，一钱　桃仁去皮尖，炒，二钱　大黄去皮，三钱　芒硝八分

水二盅，煎一盅。血在上食后服，血在下食前服。

清中汤　治火痛。

黄连　栀子炒，各二钱　陈皮　茯苓各一钱半　熟半夏一钱　草豆蔻　甘草炙，各七分

水二盅，姜三片，煎八分，食前服。

草豆蔻丸 治客寒犯胃，心腹作痛。热者亦可服。

草豆蔻一钱半，煨 吴茱萸 益智仁 僵蚕炒，各八分 当归身 青皮各六分 神曲 姜黄各四分 生甘草三分 桃仁七个，去皮 熟半夏一钱 泽泻一钱 麦芽炒，一钱半 炙甘草六分 柴胡四分 人参 黄芪 陈皮各八分

为末，水丸，每服三钱，食远白汤下。

大柴胡汤 见伤寒。

加味归脾汤 治心虚，悸动而痛。

人参 黄芪炙 白术炒 当归 茯苓 酸枣仁各一钱半 远志肉八分 木香 甘草炙，各五分 龙眼肉二钱 大枣二枚 煨姜三片 菖蒲八分 桂心五分

水二盅，煎一盅，食后服。亦有加柴胡、山栀者。

沉香降气散 见头痛。

二陈汤 见真中风。

理中汤 见伤寒。

妙香散 治心气不足，恍惚虚烦，盗汗不寐，跳动不宁。

山药姜汁炒　茯苓去皮　茯神去皮木　远志去心，炒

黄芪各一两　　人参　桔梗　甘草炙，各五钱　木香煨，

二钱半　辰砂三钱，另研　麝香一钱，另研

为细末，每服三钱，或汤或酒调下。

金铃子散　治热厥心痛，或作或止。

金铃子　延胡索各二两

为末，每服三钱，酒调下。痛止，予香砂枳术丸。

术附汤　治寒厥心痛，脉微气弱。

附子炮，一两　白术炒，四两　甘草炙，一两

为末，每服三钱，用水一盏半，姜五片，枣二

枚，煎一盏，食前服。

芜荑散　虫咬心痛，贯心则杀人，宜亟服之。

芜荑　雷丸各五分　干漆炒至烟尽，一两

为末，每服三钱，温水调服。

乌梅丸　见伤寒。

剪红丸　见反胃噎塞。

苏合香丸　见真中风。

补肝汤

山茱萸　甘草　桂心各三两　桃仁　细辛　柏子仁

茯苓　防风各一两　大枣二十四枚

　　水九碗，煎四碗，分三服。

柴胡疏肝散

　　柴胡　陈皮醋炒，各二钱　川芎　芍药　枳壳麸炒，各一钱半　甘草炙，五分　香附一钱五分

　　水二盅，煎八分，食前服。

推气散　治右胁疼痛，胀满不食。

　　片姜黄　枳壳麸炒　桂心忌火，各五钱　甘草炙，二钱

　　为细末，每服三钱，姜汤调下。

枳芎散　治左胁刺痛。

　　枳实　川芎各五钱　甘草炙，二钱

　　为细末，每服三钱，姜汤下。

导痰汤　治痰饮，痞塞为痛。

　　熟半夏四两　天南星炮，去皮　枳实麸炒，去瓤　赤茯苓去皮　橘红各一两　甘草炙，五钱

　　每服四钱，水一碗，姜十片，煎八分，食后服。

龙荟丸

　　当归　龙胆草　栀子　黄连　黄柏　黄芩各一两　大黄　芦荟　青黛各五钱　木香二钱五分　麝香五分，

别研

为细末，蜜丸，如绿豆大，每服三钱，生姜汤下。

黑锡丹　见头痛。

葛花解酲汤　见泄泻。

桂枝散　惊气伤肝，胁中疼痛。

枳壳二两　桂枝一两

为细末，每服二钱，姜枣汤调下。

芍药甘草汤一名戌己汤　治腹痛如神。

芍药四钱　甘草二钱

水二杯，煎一杯服。酸以收之，甘以缓之。

藿香正气散　方见真中风。

十味香薷饮　方见类中风。

大金花丸加栀子，去大黄，名黄连解毒汤，又名栀子金花丸。

黄连　黄柏　黄芩　大黄各等分

为末，水丸，每服二钱白汤下。

木香顺气散　治气滞腹痛。

木香　香附　槟榔　青皮醋炒　陈皮　厚朴姜制

苍术_{泔浸,炒}　枳壳_{麸炒}　砂仁_{各一钱}　甘草_{炙,五分}

　　水二盅,姜三片,煎一杯,食前服。

万应丸　取虫积如神。

黑丑_{取头末}　大黄　槟榔_{各八两}　雷丸_{醋煮}　木香_{各一两}　沉香_{五钱}

　　将黑丑、大黄、槟榔一处为末,以大皂角、苦楝皮各四两,煎汤泛为丸,如绿豆大,以雷丸、木香、沉香为衣。每服三钱,五更用砂糖水下。

腰　痛

《内经》云:**太阳所至为腰痛。**足太阳膀胱之脉所过,还出别下项,循肩膊内,挟脊抵腰中,故为病。项如拔,挟脊痛,腰似折,髀不可以曲,是经虚则邪客之,痛病生矣。邪者,风、热、湿、燥、寒,皆能为病,大抵寒湿多而风热少也。**又云:腰者,肾之府,转摇不能,肾将惫矣。**此言房室劳伤,肾虚腰痛,是阳气虚弱,不能运动故也。惫,犹言败也。

　　愚按:《内经》言太阳腰痛者,外感六气也;言肾经腰痛者,内伤房欲也。假令作强伎巧之官,谨其闭蛰封藏之本，则州都之地，真气布护，虽六气苛毒，弗之能害。惟以欲竭其精，以耗散其真，则肾脏虚伤，膀胱之府，安能独足？于是六气乘虚侵犯太阳，故分别施治。有寒，有湿，有风，有热，有挫闪，有瘀血，有滞气，有痰积，皆标也，肾虚其本也。标急则从标，本重则从本，标本不失，病无遁状矣。

寒

感寒而痛，其脉必紧，腰间如冰，得热则减，得寒则增。五积散去桔梗，加吴茱萸，或姜附汤，加肉桂、杜仲，外用摩腰膏。兼寒湿者，五积散加苍术、麻黄。

湿

伤湿如坐水中，肾属水，久坐水湿，或伤雨露，两水相得，以致腰痛身重，脉缓，天阴必发，渗湿汤、肾着汤。兼风湿者，独活寄生汤。

风

有风脉浮，痛无常处，牵引两足，五积散加防风、全蝎，或小续命汤。杜仲、姜汁炒为末，每服一钱，酒送，治肾气腰痛，兼治风冷。或牛膝酒。

热

脉洪数，发渴便闭，甘豆汤加续断、天麻。

闪挫

或跌扑损伤，乳香趁痛散，及黑神散和复元通气散，酒调下。不效，必有恶血，四物汤加桃仁、穿山甲、大黄。劳役负重而痛，十补汤下青娥丸。

瘀血

脉涩，转动若锥刀之刺，大便黑，小便或黄或黑，日轻夜重，调荣活络饮，或桃仁酒调黑神散。

气滞

脉沉，人参顺气散，或乌药顺气散加五加皮、木香。或用降香、檀香、沉香各三钱三分，煎汤，空心服。

痰积

脉滑，二陈汤加南星、香附、乌药、枳壳。脉有力者，二陈汤加大黄。

肾虚

腰肢痿弱，脚膝酸软，脉或大或细，按之无力，痛亦收收隐隐而不甚，分寒热二候。脉细而软，力怯短气，小便清利，肾气丸、茴香丸、鹿茸、羊肾之类。脉大而软，小便黄，虚火炎，六味丸、封髓丸。丹溪云：久腰痛，必用官桂开之方止。

五积散 见伤寒。

小续命汤 见真中风。

独活寄生汤 治肾虚受风受湿，腰腿拘急，筋骨挛痛，行步艰难。

独活　桑寄生　杜仲炒，去丝　牛膝　细辛　秦艽
茯苓　桂心　防风　芎䓖　人参各一钱半　甘草　当归
芍药　地黄各一钱

水二盏，生姜五片，煎八分，食前服。如无寄生，
续断代之。

牛膝酒

牛膝　川芎　羌活　地骨皮　五加皮　薏苡仁
甘草各一两　海桐皮二两　生地黄十两

上为粗末，绢袋盛，入好酒二斗，浸二七日，
每服一杯，日三四杯。令酒气不绝为佳。

肾着汤　治肾虚伤湿，腰中如带五千钱，腰冷
如坐水中，不渴，小便自利，此证名为肾着。

干姜炒　茯苓　甘草炙　白术各二两

每服四钱，水一盏，煎七分，空心温服。

渗湿汤　治寒湿所伤，身体重着，如坐水中，
小便赤涩，大便溏泄。

苍术炒　白术炒　甘草炙，各一两　茯苓去皮　干
姜炮，各一两　橘红　丁香各二钱半

每服四钱，水一盏，枣一枚，姜三片，煎七分服。

摩腰膏　治老人腰痛，女人白带。

附子尖　乌头尖　南星各二钱半　朱砂　雄黄　樟脑　丁香各一钱半　干姜一钱　麝香五分

为细末，蜜丸，龙眼大，每用一丸，生姜汁化开，如厚粥，火上烘热，放掌上摩腰中，候药尽，即烘绵衣裹紧，腰热如火，间二日用一丸。

甘豆汤　治风热腰痛，二便不通。

黑豆二合　甘草二钱

水二盏，生姜七片，煎服。间服败毒散。

败毒散　风热证通用。

羌活　独活　前胡　柴胡　人参　茯苓　甘草炒　枳壳炒　桔梗　芎劳各等分

每服三钱，生姜五片，煎服。

乳香趁痛散　治打坠腰痛。

虎胫骨酒炙黄　败龟酒炙，各二两　麒麟竭　赤芍药　当归　没药　防风　自然铜煅，醋淬，研　白附子炮　辣桂　白芷　苍耳子微炒　骨碎补炒，各三两　牛膝

天麻　槟榔　五加皮　羌活_{各一两}

为末，每服一钱，酒调下。加全蝎更妙，脚气通用。

黑神散

黑豆_{炒，去皮，半升}　熟地黄_{酒浸}　当归_{酒润}　肉桂　干姜_{炒黑}　甘草_炙　芍药　蒲黄_{各四两}

为细末，每服二钱，童便半盏，酒少许，煎服。

复元通气散　治一切气滞，及闪挫腰痛。

大茴香_炒　穿山甲_{炒，各二两}　延胡索　白牵牛_炒　橘红　甘草_{炙，各一两}　木香_{忌火，一两五钱}

为细末，每服二钱，热酒调下。

十全大补汤　即十补汤见虚痨。

青娥丸　治肾虚腰痛。

补骨脂_{四两，炒}　杜仲_{姜汁炒，四两}

上为末，胡桃肉三十个，研膏，入熟蜜少许，丸如桐子大，每服四钱，酒送下。

橘核酒　治跌打损伤，瘀血作痛。

橘核_{炒，去皮}

研细末，每服二钱，酒调下。

调荣活络饮 治失力腰闪，或跌扑瘀血。

大黄   当归   牛膝酒洗   杏仁去皮，炒，各二钱
赤芍药   红花   羌活   生地酒洗，各一钱   川芎一钱五分
桂枝三分

水盏半，煎八分，食前服。

人参顺气散 治气滞腰痛。

人参   川芎   桔梗   白术   白芷   陈皮   枳壳
麻黄去节   乌药   白姜   甘草各一钱

水二盏，煎一盏服。

乌药顺气散

白术   茯苓   青皮   白芷   陈皮   乌药   人参
各一两   甘草五钱

为末，每服三钱，水一盏，煎七分服。

二陈汤 见真中风。

无比山药丸 治肾虚腰痛。

赤石脂煅   茯神去皮木   山茱萸去核   熟地黄
酒煮   巴戟去心   牛膝酒浸   泽泻各二两   杜仲姜汁炒
菟丝子酒浸   山药各三两   北五味六两   肉苁蓉酒浸，
四两

为细末，蜜丸，桐子大，每服三钱，酒下。

六味丸 见类中风。

八味丸 见虚痨。

补阴丸

龟板_{酒炙} 黄柏_{酒炒} 知母 侧柏叶 枸杞子 五味子 杜仲_{姜汁炒} 砂仁_{各五钱} 甘草_{二两半}

猪脊髓、地黄膏为丸，每服五钱，淡盐汤下。

疝 气

《内经》曰：任脉为病，男子内结七疝，女子带下瘕聚。任脉起于中极之下，以上毛际，循腹里，上关元，总诸阴之会。故诸种疝证，无不由任脉为之原，诸经为之派耳。七疝详列于后。瘕聚者，女子之疝也。从少腹上冲心而痛，不得前后，为冲疝。既上冲心，又不得大小便，能上而不能下。肝所生病为狐疝。卧则入腹，立则出腹入囊，似狐之昼出穴而溺，夜入穴而不溺，故名狐疝也。盖环阴器，上抵少腹者，乃肝经之部分，是受疝之处也。一切疝证，非肝木受邪，即肝木自病，此言狐疝，乃肝经自病也。三阳为病发寒热，其传为癫疝。三阳者，手太阳小肠、足太阳膀胱、足少阳胆也。小肠、膀胱皆在下部，胆与肝为夫妇，且支脉出气街，绕毛际，故三阳皆能病疝也。癫者，顽痹不仁，睾丸肿大，如升如斗者是也。**黄脉之至也，大而虚，积气在腹中，有厥气，名曰厥疝。**黄脉，土脉也，肝木乘脾，故大而虚也。厥者，逆也，言厥逆上冲也。肝部应春，于象为木，皆主上升，怒则气上，故为厥疝。**脾传之肾，病名疝瘕，少腹冤，热而痛，出白。**脾受所不胜之邪，传于所胜，则脾失运化之常，又遇寒水之脏，则稽留成有形之瘕。瘕者，即方书所云状如黄瓜者是也。有气不得申，曰冤，气聚而痛，白精自出。经曰：寸口脉沉而弱，疝瘕，少腹痛。又曰：脉急者，疝瘕少腹痛。**足阳明之筋，病㿗疝，腹筋急。又曰：肝脉滑甚为㿗疝。**既曰足阳明病㿗疝，又曰肝滑为㿗疝，则知此证肝木乘胃也。㿗者，裹大脓血，甚则下脓血也。**脾脉微大为疝气，滑甚为㿉癃。又曰：肾脉滑甚为㿉癃。**内则裹脓血，外则小便闭，名曰㿉癃疝，此亦脾邪传肾也。

愚按：《内经》所谓任脉为病，内结七疝，合言疝证之原也。所谓冲疝、狐疝、癫疝、厥疝、瘕疝、㿗疝、㿉癃疝，分言七疝之状也。巢氏不能详考《内经》原具七疝，乃强分厥、癥、寒、气、盘、胕、狼，自附于《内经》之七疝，不亦妄乎？宜张子和非之曰：此俗工所立谬名似矣，及其立论，但辨阴器与小肠、膀胱、肾，了不相干，专属肝经受病，竟不知任脉为七疝之原，亦不知经文自有七疝，散见于各论之中，又添寒、水、筋、血、气、狐、癫之七种，此其疵谬与巢氏未有以异也。若言疝为筋病，皆挟肝邪则可，若言止在厥阴一经，不亦与《内经》相戾耶！且执病在下者引而竭之，不问虚实，概与攻下，其祸有不可胜言者，岂待下后始补，而可回其生乎？学者但当以《内经》为正，不当惑于多歧。

丹溪以为疝证皆始于湿热，盖大劳则火起于筋，醉饱则火起于胃，房劳则火起于肾，大怒则火起于肝。火郁之久，湿气便盛，浊液凝聚，并入血队，流于厥阴，肝性急速，为寒所束，宜其痛甚，此亦补前人未备之一端，不可守为揆度也。

故夫治法，寒则多痛，热则多纵，湿则肿坠，虚者亦肿坠，在血分者不移，在气分者多动。盖睾

丸有两，左丸属水，水生肝木，木生心火，三部皆
司血，统纳左之血者，肝也；右丸属火，火生脾土，
土生肺金，三部皆司气，统纳右之气者，肺也。是
故诸寒收引，则血泣而归肝，下注于左丸；诸气愤
郁，则湿聚而归肺，下注于右丸。且睾丸所络之筋，
非尽由厥阴，而太阴、阳明之筋亦入络也。故患左
丸者，痛多肿少；患右丸者，痛少肿多，此确然
者耳。

冲疝

气上冲心，二便不通，巢氏狼疝略似，治法：
木香散。

狐疝

卧则入腹，立则出腹，子和亦有狐疝。仲景治
狐疝时上时下者，蜘蛛散。或用牡蛎六两，盐泥固
济，炭三斤，煅至火尽，取二两，干姜一两，焙为
细末，二味和匀，水调得所，涂痛处，小便大利
即愈。

癞疝

阴囊肿大，如升如斗，甚而如栲栳大者，三层茴香丸、荔核散、宣胞丸、地黄膏子丸。木肾不痛，南星、半夏、黄柏、苍术、枳实、山楂、白芷、神曲、滑石、茱萸、昆布，酒糊丸，空心盐汤下。雄楮叶，不结子者。晒干为末，酒糊丸，盐汤下。用马鞭草捣涂效。张子和亦有癞疝。

厥疝

脾受肝邪，气逆有积，巢氏亦有厥疝，但增吐饮食。肝邪甚者，当归四逆汤、川苦楝散、木香楝子散。

瘕疝

脾传肾，少腹热痛，出白，即巢氏之癥疝，子和之筋疝也。丹溪所谓内郁湿热者，与此疝相似。乌头栀子汤，或加橘核、桃仁、吴茱萸。丹溪云：阳明受湿热，传入太阳，发热恶寒，小腹闷痛，栀子、桃仁、枳实、山楂，等分同煎，加生姜汁。

㿗疝

足阳明筋病，内有脓血，即巢氏之胕疝，子和之血疝也。宜用桃仁、延胡索、甘草、茯苓、白术、枳壳、山楂、橘核、荔枝核。

㿗癃疝

内有脓血，小便不通，加味通心散，或五苓散加桃仁、山楂。

巢氏七疝

厥，厥逆心痛，吐食。癥，气乍满，心下痛，气积如臂。寒，寒饮食胁腹尽痛。气，乍满乍减而痛。盘，脐旁作痛。胕，脐下有积气。狼，小腹与阴相引痛，大便难。

子和七疝

寒，囊冷硬如石，阴茎不举，或连睾丸痛，得之寒及使内过劳。水，囊肿阴汗出，或按小腹作水声。筋，阴茎肿胀，或溃脓，或痛而里急，筋缩，或茎中痛，挺纵不收，白物随溲而下。血，小腹两旁状如黄瓜，血渗胕囊，结成痈肿，脓少血多。气，上连肾，下及囊，或因怒哭则气胀，怒哭罢则气散。狐，卧则入小腹，立则归囊中，出入上下，与狐相似也。癫，囊大如升斗，不痛不痒，湿证也。

小肠疝

小肠之病，小腹引睾丸，必连腰脊而痛，小肠虚则风冷乘间而入，邪气既入，则厥而上冲肝肺，控引睾丸，上而不下，茴香、楝实、吴茱萸、陈皮、马兰花醋炒各一两，芫花醋炒五钱，醋糊丸，每服一钱，加至二钱，酒送。又方：益智、蓬术各五钱，大茴、山茱萸、牛膝、续断、川芎、胡芦巴、防风、牵牛（炒）、甘草各二钱半，为细末，每服三钱，水煎，空心连渣服，白汤调下亦得。

膀胱气

小腹肿痛，不得小便是也。五苓散一两，分三服。葱白一茎，茴香一钱，盐八分，水一盏，煎七分服。三服尽，当下小便如墨汁，续用硇砂丸。

脉候

弦急搏皆疝脉，视在何部而知其脏，尺部脉滑为寒疝。东垣曰：脉滑寸上见者为大热，阳与阳并也。尺部见滑为大寒，丙丁不胜壬癸，从寒水之化也。

医案

常州尹文辉，嗜火酒，能饮五斤。五月间入闽中，溪水骤涨，涉水至七里，觉腹痛之甚，半月后右丸肿大，渐如斗形。闽中医者皆与肝经之剂，及温热之品，半载无功，归而就商于余。余曰：嗜火酒则湿热满中，涉大水则湿寒外束，今病在右，正是脾肺之湿下注睾丸，以胃苓汤加栀子、枳壳、黄柏、茴香，十剂而略减，即以为丸，服至十八斤全安。经今十五年不再发。

文学骆元宾，十年患疝，形容枯槁，余视之，左胁有形，其大如臂，以热手握之，沥沥有声，甚至上攻于心，闷绝者久之，以热醋熏灸方醒。余曰：此经所谓厥疝也，用当归四逆汤。半月积形衰小，更以八味丸间服。喜其遵信余言，半载无间，积块尽消，嗣后不复患矣。

木香散 治肝邪上厥，痛闷欲绝。

木香 陈皮 良姜 干姜 诃子 枳实各一钱半 草豆蔻 黑牵牛 川芎各一钱

水二盅，煎一盅，空心服。

蜘蛛散 仲景以之治狐疝。

蜘蛛十四枚，微炒 桂五分

上为末，每服一钱。雷公云：蜘蛛勿用五色者，身上有刺毛者，薄小者；须用屋西南有网，身小尻大，腹内有苍黄脓者佳。去头足，微炒，研。

三层茴香丸 治一切疝如神，癫疝尤为要药。

第一料：大茴香拌盐五钱，炒，和盐秤 川楝子去核炒

沙参　木香_{各一两}

上为细末，水煮米糊为丸，桐子大，每服二钱，空心盐汤下，日三服。

才完，便接第二料：照前方加荜茇_{一两}　槟榔_{五钱}

共前药六味，重五两半，为末糊丸，服法如前。

若未愈，服第三料：照前二方加白茯苓_{四两}　附子_{制，一两}

共前八味，重十两，糊丸，服法同前，但每服三钱。虽三十年之久，大如栲栳者，皆可除根。

荔枝散　治阴丸肿大，痛不可忍。

荔枝核_{十四枚，烧灰存性，用新者}　大茴香_炒　沉香　木香　青盐　食盐_{各一钱}　川楝肉　小茴香_{各二钱}

为末，每服三钱，空心热酒调服。

宣胞丸　治外肾肿痛。

黑丑_{半生半熟}　木通　青木香_{斑蝥七枚，同炒}

为末，酒糊丸，桐子大，每服二钱，盐汤下。

地黄膏子丸　治男妇奔豚气块，小腹控睾而痛，上冲心腹。

血竭　沉香　木香　广茂炮　延胡索　人参
蛤蚧　当归　川芎　川楝子麸炒　续断　白术炒　全蝎
茴香炒　柴胡　吴茱萸　没药　青皮　肉桂以上分两
无定数，随证加减用

上为细末，地黄膏子丸如桐子大，空心温酒下
二十丸，日加一丸，至三十丸。

当归四逆汤

当归尾七分　附子炮　官桂　茴香炒　柴胡各五分
芍药四分　延胡索　川楝子　茯苓各三分　泽泻二分
水二盅，煎一盅，空心服。

川苦楝散

木香　川楝巴豆拌炒，去豆　茴香盐炒，去盐
等分为末，每服二钱，空心食前酒调下。

木香楝子散　疝气久不愈者，服此神效。

石菖蒲一两，炒　青木香一两，炒　草薢五钱　荔
枝核二十枚，炒　川楝子三十个，巴豆二十枚同炒黄赤色，去
巴豆不用

为细末，每服二钱，入麝香少许，空心炒茴香
盐酒调下。

乌头栀子汤　治内有郁热，外为寒束。

川乌头炮　栀子仁炒，各三钱

水二盅，煎一盅，空心服。

加味通心汤　治癀癃疝，内有脓血，小便不通。

瞿麦穗　木通去皮　栀子去壳　黄芩　连翘　甘草

枳壳去瓤　川楝子去核　归尾　桃仁去皮尖，炒　山楂

等分为末，每服三钱，灯心二十茎、车前草五

茎，煎汤，空心调服。

五苓散　见伤寒。

硇砂丸

木香　沉香　巴豆肉各一两　青皮二两　铜青五

钱，研　硇砂一钱，研

上二香及青皮三味，同巴豆慢火炒紫色，去巴

豆为末，入硇砂，铜青，同研匀，蒸饼和丸，桐子

大，每服七丸至十丸，盐汤空心下，日二服。

羊肉汤　治寒疝腹痛里急。

当归三两　生姜五两，寒者加用　羊肉一斤

水八碗，煮取三碗，温服一碗，一日饮尽。

淋 证

即癃证也，小便不通谓之闭，小便淋沥谓之癃。

《内经》曰：脾受积湿之气，小便黄赤，甚则淋。此言湿传膀胱而成淋也。土受湿浸，积久则郁而为热，脾者，主转输水谷，湿热输于膀胱，淋证乃作。**风火郁于上而热，其病淋。**此言热传膀胱而成淋也。少阳甲胆为相火主风，曰郁于上者，火邪类归心经，心移热于膀胱，而淋证作矣。

愚按：《内经》言淋，湿与热两端而已。《病源论》谓膀胱与肾为表里，俱主水，水入小肠，与胞行于阴为溲便也。若饮食不节，喜怒不时，虚实不调，脏腑不和，致肾虚而膀胱热。肾虚则小便数，膀胱热则水下涩；数而且涩，则淋沥不宣，小腹弦急，痛引于脐，分石淋、劳淋、血淋、气淋、膏淋、冷淋六种。石淋者，有如沙石，膀胱蓄热而成，正如汤瓶久在火中，底结白碱也。劳淋者，因劳倦而成，多属脾虚。血淋者，心主血，心移热于小肠，搏于血脉，血入胞中，与溲俱下。气淋者，肺主气，气化不及州都，胞中气胀，少腹满坚，溺有余沥。膏淋者，滴下肥液，极类脂膏。冷淋者，寒客下焦，水道不快，先见寒战，然后成淋。更有过服金石，入房太甚，败精强闭，流入胞中；亦有湿痰日久，注渗成淋。由是则致淋之故，殆有多端，若不求其本末，未有获痊者也。

石淋

清其积热，涤去沙石，则水道自利；宜神效琥珀散，如圣散，独圣散，随证选用。

劳淋

有脾劳、肾劳之分。多思多虑，负重远行，应酬纷扰，劳于脾也，宜补中益气汤，与五苓散分进；专因思虑者，归脾汤。若强力入房，或施泄无度，劳于肾也，宜生地黄丸或黄芪汤；肾虚而寒者，金匮肾气丸。

血淋

有血瘀、血虚、血冷、血热之分。小腹硬满，茎中作痛欲死，血瘀也，一味牛膝煎膏，酒服大效，但虚人能损胃耳。宜四物汤加桃仁、通草、红花、牛膝、丹皮。血虚者，六味丸加侧柏叶、车前子、白芍药，或八珍汤送益元散。血色鲜红，心与小肠实热，脉必数而有力，柿蒂、侧柏、黄连、黄柏、生地黄、牡丹皮、白芍药、木通、泽泻、茯苓。血色黑暗，面色枯白，尺脉沉迟，下元虚冷也，金匮肾气丸，或用汉椒根四五钱，水煎冷服。然有内热过极，反兼水化而色黑者，未可便以为冷也，须以脉证详辨之。

气淋

有虚实之分。如气滞不通，脐下烦闷而痛者，沉香散、石韦散、瞿麦汤；气虚者，八珍汤加杜仲、牛膝、倍茯苓。

膏淋

似淋非淋，小便色如米泔，或如鼻涕，此精溺俱出，精塞溺道，故欲出不快而痛，鹿角霜丸、大沉香散、沉香丸、海金沙散、菟丝子丸，随证选用。

冷淋

多是肾虚，肉苁蓉丸、泽泻散、金匮肾气丸。

胞痹

膀胱者，州都之官，津液藏焉，气化则能出矣。风寒湿邪气客于胞中，则气不能化出，故胞满而水道不通。小腹、膀胱按之内痛，若沃以汤，涩于小便，以足太阳经其直行者，上交巅入络脑，下灌鼻则为清涕也。肾着汤、肾沥汤、巴戟丸。

脉候

少阴脉数，妇人则阴中生疮，男子则气淋。盛大而实者生，虚小而涩者死。

医案

邑宰严知非，患淋经年，痛如刀锥，凡清火疏利之剂，计三百帖，病势日甚，岁暮来就诊。余曰：两尺数而无力，是虚火也。从来医者皆泥痛无补法，愈疏通则愈虚，愈虚则虚火愈炽，遂以八味地黄丸料加车前、沉香、人参，服八剂痛减一二，而频数犹故。原医者进云：淋证作痛，定是实火，若多温补，恐数日后必将闷绝，不可救矣。知非疑惧，复来商之。余曰：若不宜温补，则服药后病势必增，今既减矣，复何疑乎？朝服补中益气汤，晚服八味丸，逾月而病去其九；更倍用参芪，十四日而霍然矣。

大司寇杜完三夫人，淋沥两载，靡药不尝，卒无少效。余诊之，见其两尺沉数，为有瘀血停留，法当攻下，因在高年，不敢轻投，但于补养气血之中，加琥珀、牛膝。此等缓剂，须以数十剂收功，而夫人躁急求功，再剂不效，辄欲更端，遂致痼疾。

神效琥珀散　治水道涩痛，频下沙石。

琥珀　桂心去皮　滑石水飞　大黄微炒　葵子

腻粉　木通　木香　磁石煅，酒淬七次，研

等分，为细末，每服二钱，灯心、葱白煎汤调服。

如圣散　治沙石淋。

马蔺花　麦门冬去心　白茅根　车前子　甜葶苈

微炒　檀香　连翘各等分

上为末，每服四钱，水煎服。如渴加黄芩同煎，入烧盐少许服。

独圣散　治沙石淋。

黄蜀葵花、子俱用，炒，一两

为细末，每服一钱，食前米饮调服。

补中益气汤　见类中风。

五苓散　见伤寒。

归脾汤　方见健忘。

金匮肾气丸　方见水肿胀满。

生地黄丸　治肾虚劳淋。

生地黄切，焙　黄芪各一两半　防风去皮　远志去木

茯神去木　鹿茸去毛，醋炙　黄芩去朽心　瓜蒌各一两

人参一两二钱五分　石韦去毛　当归焙,各五钱　赤芍药
戎盐研　蒲黄　甘草炙,各七钱五分　车前子　滑石各
二两

为末,蜜丸,梧子大,每服二钱,食前盐汤
送下。

黄芪汤　治肾虚劳淋。

黄芪二两　人参　五味子　白茯苓　旱莲子　磁
石煅,醋淬　滑石各一两　桑白皮七钱五分　枳壳麸炒
黄芩各半两

每服三钱,水一盏,煎七分服。

六味地黄丸　见类中风。

八珍汤　见真中风。

四物汤　见真中风。

沉香散　治气淋,脐下妨闷,小便大痛。

沉香　石韦去毛　滑石　当归　王不留行　瞿麦
各半两　葵子　赤芍药　白术各七钱半　甘草炙,二钱半

为末,每服二钱,大麦汤空心调服,以利为度。

石韦散

石韦去毛　赤芍药各五钱　白茅根　木通　瞿麦

芒硝　葵子　木香各一两　滑石二两

　　每服四钱，水一盏，煎六分服。

瞿麦汤

　　瞿麦穗　黄连去须　大黄蒸　枳壳　当归　羌活去芦　木通　牵牛　延胡索　桔梗　大腹皮　射干各一两半　桂心去皮，五钱

　　每服四钱，水一盏半，生姜七片，煎八分服。

鹿角霜丸

　　鹿角霜　白茯苓　秋石各等分

　　为细末，糊丸，梧子大，每服五钱，米饮下。

大沉香散　治膏淋，脐下妨闷。

　　沉香　陈皮　黄芪各七钱半　瞿麦三两　榆白皮　韭子炒　滑石各一两　黄芩　甘草炙，各五钱

　　为末，每服二钱，食前米饮调服。

沉香丸

　　沉香　肉苁蓉酒浸，切，焙　荆芥穗　磁石煅，醋淬七次　黄芪　滑石各一两

　　为末，蜜丸，梧子大，每服三钱，酒送下。

海金沙散

海金沙　滑石_{各一两}　甘草_{二钱五分}

研末，每服二钱，灯心汤调送。

菟丝子丸

菟丝子_{酒蒸，焙，捣}　桑螵蛸_{炙，各五钱}　泽泻_{二钱}
_{五分}

为末，蜜丸，梧子大，每服二钱，空心米饮下。

肉苁蓉丸

肉苁蓉_{酒蒸，焙}　熟地黄_{酒煮，杵膏}　山药_{炒黄}
石斛_{去根}　牛膝_{酒浸，焙}　官桂_{去皮，忌火}　槟榔_{各五钱}
附子_{炮，去皮脐}　黄芪_{各一两}　黄连_{去须，七钱五分}　细
辛_{去苗、叶}　甘草_{炙，各二钱五分}

为末，蜜丸，梧子大，每服二钱，盐酒下。

泽泻散　治冷淋，胀满涩痛。

泽泻　鸡苏　石韦_{去毛，炙}　赤茯苓　蒲黄　当归
琥珀_{另研}　槟榔_{各一两}　枳壳_{麸炒}　桑螵蛸_{炒，各五钱}
官桂_{七钱五分}

为细末，每服二钱，木通汤调服。

肾着汤　见腰痛。

肾沥汤　见痹。

巴戟丸　治胞痹。

巴戟去心，一两半　桑螵蛸切破，麸炒　杜仲去皮，酥炙　生地黄烘　附子炮，去皮脐　肉苁蓉酒浸，去甲　续断　山药各一两　远志去木，三钱　石斛去根　鹿茸酥炙　菟丝子酒浸，另捣　山茱萸去核　北五味　龙骨　官桂各七分半

为末，蜜丸，梧子大，每服三钱，空心酒下。

小便闭癃

经云：肝足厥阴之脉，过阴器，所生病者闭癃。又云：督脉者，女子入系廷孔。廷，正也，直也。言正中之直孔，即溺窍也。其孔，溺孔之端也。女人溺孔在前阴，半横骨之下也。孔之上际谓之端，乃督脉外起之所，此虽以女子为言，然男子溺孔亦在横骨下中央，但为宗筋所函，故不可见耳。其男子循茎下至篡，与女子等。此生病，不得前后。茎，阴茎也。不得前后，二便俱闭也。此虽督脉所生，而实亦冲任之病。盖此三脉，皆由阴中而上行，故其为病如此。

又云：三焦下腧，在于足太阳之前，少阳之后，出于腘中外廉，名曰委阳，是足太阳络也。三焦者，足少阳太阴之所将，太阳之别也，上踝五寸，别入贯腨肠，出于委阳，并太阳之正，入络膀胱，约下焦。实则闭癃，虚则遗溺。此言三焦下腧之所行，与所主之病也。将，领也。三焦下腧，即足太阳之别络，故自踝上五寸间，别入腨肠，以出于委阳穴，并太阳之正脉，入络膀胱，以约束下焦，而其为病如此。又云：膀胱不利为癃，不约为遗溺。不约者，不能约束收摄也。

愚按：闭与癃，二证也。新病为溺闭，盖滴点难通也；久病为溺癃，盖屡出而短少也。闭癃之病，《内经》分肝与督脉、三焦与膀胱四经，然太阳膀胱但主藏溺，其主出溺者，皆肝经及督脉及三焦也。又考膀胱为州都之官，津液藏焉，气化则能出矣。夫主气化者，太阴肺经也，若使肺燥不能生水，则气化不及州都，法当清金润肺。车前、紫菀、麦门冬、茯苓、桑皮之类。如脾湿不运，而精不上升，故肺不能生水，法当燥脾健胃。苍术、白术、茯苓、半夏之类。如肾水燥热，膀胱不利，法当滋肾涤热。黄柏、知母、茯苓、泽泻、通草之类。夫滋肾泻膀胱，名为正治；清金润燥，名为隔二之治；健胃燥脾，名为隔三之治。又或有水液只渗大肠，小腑因而燥竭，宜以淡渗之品，茯苓、猪苓、通草、泽泻之类。分利而已。或有气滞，不能通调水道，下输膀胱者，顺气为急，枳壳、木通、橘红之类。有实热者，非与纯阴之剂，则阳无以化。上焦热者，栀子、黄芩；中焦热者，黄连、芍药；下焦热者，黄柏、知母。有大虚者，非与温补之剂，则水不能行。如金匮肾气丸及补中益气汤是也。如东垣治一人小便不通，目突腹胀，皮肤欲裂，服淡渗之药无效。东垣曰：疾急矣，非精思不能处，思至夜半，曰：吾得之矣！膀胱为津液之府，必气化而能出，服淡渗而病益甚，是气不化也。无阳则阴无以生，无阴则阳无以化。淡渗气薄，皆阳药也，孤阳无阴，欲化得乎？以滋肾丸群阴之剂，投之即愈。丹溪尝曰：吾以吐法通小便，譬如滴水之器，上窍闭则下窍无以自通，必上窍开而下窍之水出焉。气虚者，补中益气汤，先服后吐；血虚者，芎归汤，先服后吐；痰多者，二陈汤，先服后吐；气闭者，香附、木通探吐。更有瘀血而小便闭者，牛膝、桃仁为要药。《别录》云：小便不利，审是气虚，独参汤如神。由是观之，则受病之源，自非一途，若不从望、闻、问、切察之明，审之当，而浪投药剂，几何不以人命为戏耶！

妊娠小便不通

孕妇胎满压胞，多致小便塞闭，宜升举其气，补中益气汤探吐。仲景用八味丸，酒服。或令稳婆手入产户，托起其胎，溺出如注。或令孕妇眠于榻上，将榻倒竖起，胎即不压而溺出，胜于手托多矣。或各有所因者，并依证施治。

产后小便不通

陈皮去白为末，空心酒调二钱，外用盐填脐中，却以葱白皮十余根作一缚，切作一指厚，安盐上，用大艾炷满葱饼上，以火灸之，觉热气入腹内即通。此唯气壅者宜之，若气虚源涸，或有他因者，更当审详也。

医案

郡守王镜如，痰火喘嗽正甚时，忽然小便不通，自服车前、木通、茯苓、泽泻等药，小腹胀满，点滴不通。余曰：右寸数大，是金燥不能生水之故。惟用紫菀五钱、麦门冬三钱、北五味十粒、人参二钱，一剂而小便涌出如泉。若淡渗之药愈多，则反致燥急之苦，不可不察也。

先兄念山，谪官浙江按察，郁怒之余，又当盛夏，小便不通，气高而喘。以自知医，服胃苓汤四帖不效。余曰：六脉见结，此气滞也。但用枳壳八钱，生姜五片，急火煎服，一剂稍通，四剂霍然矣。

孝廉俞彦直，修府志劳神，忽然如丧神守，小便不通。余诊之曰：寸微而尺鼓，是水涸而神伤也。用地黄、知母各二钱，人参、丹参各三钱，茯苓一钱五分，黄柏一钱，二剂稍减，十剂而安。

八正散　治心经邪热，燥渴烦躁，小便不通。

瞿麦　萹蓄　车前子　滑石　甘草炙　山栀仁
木通　大黄面裹煨，各等分

上为末，每服二钱，水一盏，入灯心煎至七分，食后临卧服之。

五苓散 方见伤寒。

木通汤 治小便不通，小腹痛甚。

木通 滑石_{各五钱} 牵牛_{取头末，二钱半}

上作一服，水二盏，灯心十茎，葱白一茎，煎至一盏，食前服。

通心饮 治心经有热，唇焦面赤，小便不通。

木通 连翘_{各三钱}

水盏半，灯心十茎，煎八分服。

牛膝汤 治血结小便闭，茎中痛。

牛膝_{五钱} 当归_{三钱} 黄芩_{二钱}

水盏半，煎八分，日三服。

金匮肾气丸 治肾虚小便不通，或过服凉药而愈甚者。

每服三钱，淡盐汤送下。方见水肿胀满。

琥珀散 治老人虚人，心气闭塞，小便不通。

用琥珀为末，每服一钱，人参汤下，极效。

利气散 治老人气虚，小便不通。

黄芪炙　陈皮去白　甘草各一钱

水一盅，煎七分服。

参芪汤　治心虚客热，小便涩数。

赤茯苓一钱五分　生地黄　黄芪　桑螵蛸微炙
地骨皮各一钱　人参　五味子　菟丝子酒浸，研　甘草
炙，各五分

水一盅，煎七分，入灯心二十一茎，一沸服。

清肺散　治渴而小便闭涩。

茯苓二钱　猪苓三钱　泽泻　瞿麦　琥珀各五分
灯心一分　萹蓄　木通各七分　通草二分　车前子一钱

水二碗，煎至一碗服。

滋肾汤　治阴虚小便闭。

黄柏酒洗，焙　知母酒炒，各二两　肉桂二钱

上为末，熟水为丸，如芡实大，每服百丸，加
至二百丸，百沸汤空心下。

滋阴化气汤　治因服热药，小便不利，脐下痛。

黄连炒　黄柏炒　甘草各一钱半

水煎，食前服。未通加知母。

滑石散　治男妇转胞，小腹急痛，不得小便。

寒水石二两　葵子一合　滑石　乱发灰　车前子
木通去皮节，各一两

水十碗，煎至五碗，每服一碗，一日服尽，
即利。

洗方　治胞转小便闭。

先用：良姜五钱　葱头二十一枚　紫苏二两

煎汤，密室内熏洗小腹、外肾、肛门、留汤再
添。蘸绵洗，以手抚脐下，拭干。被中仰坐，垂脚
自舒其气。

次用：蜀葵子二钱半　赤茯苓　赤芍药　白芍药
各五钱

每服三钱，煎取清汁，调苏合丸三丸，并研细
青盐五分，食前温服。

又法　炒盐半斤，囊盛，熨小腹。

葱熨法　治小便闭，小肠胀，不急治，杀人。

用葱白三斤，细切炒熟，绢包分二袋，更替熨
脐下即通。

又法　以自爪甲，烧灰水服。

涂脐方　治小便不通。

大蒜*独颗者，一枚*　栀子*七枚*　盐花*少许*

上捣烂，摊绵纸上贴脐，良久即通，未通，涂阴囊上立通。

又法　治小便闭，垂死者神效。

桃枝　柳枝　木通　川椒　白矾*枯，各一两*　葱白*七个*　灯心*一握*

水三十碗，煎至十五碗，用磁瓶热盛一半药汁，熏外肾，周回以被围绕，不令外风得入，良久便通如赤豆汁，若冷即易之，其效大奇。

小便黄赤

经云：肝热病者，小便先黄。又云：胃气盛则身已前皆热，消谷善饥，溺色黄。又云：肺气虚则肩背痛寒，少气不足以息，溺色变。又云：冬脉不及，令人眇清脊痛，小便变。*上二段言肝胃有实热，下二段言肺肾有虚寒，此四者皆能令小便黄赤也。*厥阴之胜，胠胁气并，化而为热，小便黄赤。*此运气之属风者也。*少阴司天，热淫所胜，病溺色变。又云：少阳之胜，溺赤善惊。又曰：阳明司天，燥气下临，暴热至，阳气郁发，小便变。此皆运气之属热者也。中气不足，溲便为之变。此言脾虚也。

愚按：小便黄赤，人皆以下焦有热，清之利之而已矣。宁知《内经》脏腑寒热之别，有如是耶？故一切证候，莫不有五脏六腑之分，虚实寒热之别，苟不详察，其祸人者几希矣。

火府丹 治心肝有热，小便黄赤。

黄芩一钱五分　生地黄三钱　木通四钱

水二盅，煎一盅，空腹时服。

凉胃散 脾胃有热，消谷善饥，溺色黄赤。

黄连一钱二分　甘草四钱，生用　陈皮二钱，去白　茯苓四钱，去皮

水二杯，煎一杯，食远服。

加味补中益气汤 治脾肺虚，小便黄赤。

人参一钱　白术一钱，炒黄　黄芪一钱二分　甘草三分　当归五分　陈皮六分　升麻三分　柴胡二分　茯苓二钱　车前子一钱

水二盅，煨姜三片，枣一枚，煎八分服。

温肾汤 治尺脉虚涩，足胫逆冷，小便黄赤。

附子制熟，二钱　肉桂去皮，一钱　熟地二钱　茯苓一钱五分　牛膝一钱二分

水二杯，煨姜五片，煎一杯，空心服。

卷之九

云间李中梓士材父著

门人董尔正季方父参

侄孙李廷芳蘅伯父订

大便不通

经曰：北方黑色，入通于肾，开窍于二阴。肾主五液，津液盛则大便调和，若饥饱劳役，损伤胃气，及过于辛热厚味，则火邪伏于血中，耗散真阴，津液亏少，故大便燥结。又有年老气虚，津液不足而结者，肾恶燥，急食辛以润之是也。

愚按：《内经》之言，则知大便秘结，专责之少阴一经，症状虽殊，总之津液枯干，一言以蔽之也。分而言之，则有胃实、胃虚、热秘、冷秘、风秘、气秘之分。胃实而秘者，善饮食，小便赤，麻仁丸、七宣丸之类。胃虚而秘者，不能饮食，小便清利，厚朴汤。热秘者，面赤身热，六脉数实，肠胃胀闷，时欲得冷，或口舌生疮，四顺清凉饮、润肠丸、木香槟榔丸，实者承气汤。冷秘者，面白或黑，六脉沉迟，小便清白，喜热恶冷，藿香正气散加官桂、枳壳，吞半硫丸。气秘者，气不升降，谷气不行，其人多噫，苏子降气汤加枳壳，吞养正丹，未效，佐以木香槟榔丸。风秘者，风搏肺脏，传于大肠，小续命汤去附子，倍芍药，加竹沥，吞润肠丸；或活血润肠丸。更有老年津液干枯，妇人产后亡血，及发汗利小便，病后血气未复，皆能秘结，法当补养气血，使津液生则自通，误用硝、黄利药，多致不救，而巴豆、牵牛，其害更速。八珍汤加苏子、广橘红、杏仁、苁蓉，倍用当归。若病证虽属阴寒，而脉实微躁，宜温暖药中略加苦寒，以去热躁，躁止勿加。如阴躁欲坐井中者，两尺按之必虚，或沉细而迟，但煎理中汤，待极冷方服；或服药不应，不敢用峻猛之药者，宜蜜煎导之。用盐五分，皂角末五分，入蜜煎中，其功更捷。冷秘者，酱生姜导之；或于蜜煎中加草乌头末。有热者，猪胆汁导之。久虚者，如常饮食法煮猪血脏汤，加酥食之，血乃润血，脏乃润脏，此妙法也。每见江湖方士，轻用硝黄者，十伤四五，轻用巴丑者，十伤七八，不可不谨也。或久而愈结，或变为肺痿吐脓血，或饮食不进而死。

医案

少宰蒋恬庵，服五加皮酒，遂患大便秘结，四日以来，腹中胀闷，服大黄一钱，通后复结。余曰：肾气衰少，津液不充，误行疏利，是助其燥矣。以六味丸料煎成，加人乳一盅，白蜜五钱，二剂后即通，十日而康复矣。

文学顾以贞，素有风疾，大便秘结，经年不愈，始来求治。余曰：此名风秘，治风先治血，乃大法也。用十全大补汤加秦艽、麻仁、杏仁、防风、煨皂角仁，半月而效，三月以后永不复患。以手书谢曰：不肖道力，僻处穷乡，日与庸人为伍，一旦婴非常之疾，困苦经年，靡剂不尝，反深沉痼。遂不远百里，就治神良，乍聆指教，肺腑快然，及饮佳方，如臭味之投，百日以来，沉疴顿释，今幸生归矣。凡仰事俯育，倖非意外之庆，则倖非台翁之赐哉！全家额首，尸祝湛恩，乞附名案之尾，以志感悰，幸甚。

麻仁丸　治肠胃热燥，大便秘结。

厚朴去皮，姜汁浸，炒　芍药　枳实麸炒，各五两　大黄蒸，焙，十两　麻仁别研，五两　杏仁去皮，炒，五两半

上为末，炼蜜和丸，桐子大，每服二十丸，临卧温水下，大便通利即止。

七宣丸　治风气结聚，实邪秘结。

桃仁去皮尖，炒，六两　柴胡　诃子皮　枳实麸炒　木香各五两　甘草炙，四两　大黄面裹煨，十五两

上为末，炼蜜丸，如桐子大，每服二十丸，食前临卧各一服，米饮下，以利为度。

厚朴汤　治胃虚秘结。

厚朴姜汁浸，炒透　陈皮　甘草各三两　白术五两　半夏曲　枳实麸炒，各二两

上为粗末，每服五钱，水一盏半，生姜三片，枣一枚，煎至八分，食前大温服。

四顺清凉饮　治血燥内热，大便不通。

大黄蒸　甘草炙　当归酒洗　芍药各一钱

水盏半，薄荷十叶，煎至七分服。

润肠丸 治风结血秘，胃中伏火。

羌活 归尾 大黄煨，各五钱 麻仁 桃仁去皮尖，各一两

上为末，除麻仁、桃仁另研如泥外，为细末，炼蜜丸，如桐子大，每服五十丸，空心白汤送下。

木香槟榔丸 疏导三焦，快气化痰，消食宽中。

木香 槟榔 枳壳麸炒 杏仁去皮尖，炒 青皮去瓤，各一两 半夏曲 皂角酥炙 郁李仁各二两

上为末，别以皂角四两，用浆水一碗，搓揉熬膏，更入熟蜜少许，和丸，桐子大，每服五十丸，食后姜汤下。

大承气汤

大黄 芒硝 厚朴去皮 枳实各二钱

水二盅，生姜三片，煎至九分，纳硝煎服。

藿香正气散 小续命汤 养正丹 八珍汤 俱见真中风。

苏子降气汤 治气滞妨闷，痰盛便秘。

苏子炒 半夏汤泡，各二钱半 前胡 甘草炙 厚朴姜汁浸，炒 陈皮各一钱 当归一钱五分 沉香七分

水二盅，姜三片，煎一盅服。虚人加桂五分、黄芪一钱。

半硫丸　治老人虚人冷秘。

熟半夏为细末　硫黄研极细，用柳木槌子杀过

以生姜自然汁同熬，入干蒸饼末搅和匀，入白内杵数百下，丸如桐子大，每服十五丸至二十丸，温酒或姜汤下。妇人醋汤下，俱空心服。

橘杏汤　治脉浮气秘。若脉沉为血秘，以桃仁代杏仁。

杏仁汤泡，去皮尖，炒黄，五钱　橘红去白，净，二钱半

水一盅，生姜三片，煎七分服。

益血润肠丸

熟地黄六两　杏仁去皮尖，炒　麻仁各三两，以上三味俱杵膏　枳壳麸炒　橘红各二两五钱　阿胶炒　肉苁蓉各一两半　苏子　荆芥各一两　当归三两

为末，以前三味膏，同杵千余下，仍加炼蜜丸，桐子大，每服六十丸，空心白汤下。

穿结药　治大实大满，心胸高起，便秘。

蟾酥　轻粉　麝香各一钱　巴豆五分，另研

上研极细末，用孩儿茶、乳汁和丸，如黍米大，每服三丸，姜汤送下。

小便不禁

经曰：督脉生病为遗溺。又曰：肝所生病为遗溺。督与肝二经并循阴器，系廷孔，病则营卫不至，气血失常，莫能约束水道之窍，故遗失不禁。又曰：膀胱不约为遗溺。又曰：手太阴之别，名曰列缺，其病虚则欠欬，小便遗数。由此二节观之，不独病在阴器、廷孔而已。三焦为决渎之官，失其常则遗溺，何也？三焦之脉，从缺盆，布膻中，下膈，循属三焦。膀胱之脉，从肩膊内挟脊抵腰中，入循膂，属膀胱。凡三焦虚则膀胱亦虚，故不约也。肺从上焦，通调水道，下输膀胱，而肾又上连于肺，两脏为子母，母虚子亦虚，此言上、中、下三焦气虚，皆可以致遗溺也。

愚按：世俗之治小便不禁者，但知补涩而已，不知《内经》论肝、肾、膀胱之病，不知为何邪所干，则知七情六气皆能为病也。又言手太阴虚者，为子母相关之病，则知所生、所胜、所不胜之五邪，皆足以为病也。总其大要而言，肺者，主气以下降，生水以下输；膀胱者，津液藏焉，气化则能出。水泉不止者，膀胱不藏也。此两经者，实为总司。肺虚者为上虚，当补气；补中益气汤，不愈，当以黄柏、生地、麦门冬清其热。膀胱虚者为下虚，当涩脱。桑螵蛸、鸡胜胵之类；挟寒者，家韭子丸、固脬丸、白茯苓散、菟丝子散之类；滑脱者，牡蛎丸；挟热者，白薇散，或鸡肠散。更有睡则遗尿，皆责之虚，所以婴儿脬气未固，老人下元不足，多有此证。在婴儿，挟热者十居七八，在老人，挟寒者十居七八，此又不可不辨也。宜大菟丝子丸，猪脬炙，研碎，煎汤送下，更须审寒热而为之活法。

妊娠尿出不知

用白矾、牡蛎为末，酒调服二钱。或鸡毛灰末，酒服一匕。或炙桑螵蛸、益智仁为末，米饮下。薛立斋云：此证若脬中有热，加味逍遥散；若脾肺气虚，补中益气汤加益智；若肝肾阴虚，六味丸。

产后小便不禁

此气血虚不能制故也。薛立斋云：若因稳婆损胞者，八珍汤兼进补脬饮；若膀胱气虚而小便频数，当补脾肺；若膀胱阴虚者，须补肺肾。

医案

方伯张七泽夫人，患饮食不进，小便不禁。余曰：六脉沉迟，水泉不藏，是无火也。投以八味丸料，兼进六君子加益智、肉桂，二剂减，数剂而安。

文学俞玄倩，忧愤经旬，忽然小便不禁，医皆以固脬补肾之剂投之，凡一月而转甚。余谓之曰：六脉举之则软，按之则坚，此肾肝之阴有伏热也。用牡丹皮、白茯苓各二钱，苦参八分，甘草梢六分，黄连一钱，煎成，调黄鸡肠与服，六剂而安矣。适有吴门医者云：既愈当大补之。数日后仍复不禁。再来求治。余曰：肝家素有郁热，得温补而转炽，遂以龙胆泻肝汤加黄鸡肠服之，四剂即止，更以四君子加黄连、山栀，一月而愈。

家韭子丸　治遗溺，梦遗，白浊。

家韭子炒，六两　鹿茸四两，酥炙　肉苁蓉酒浸，去甲　牛膝酒浸　熟地黄　当归各二两　菟丝子酒浸　巴戟各一两五钱　杜仲炒　石斛去苗　桂心　干姜各一两

上为末，酒糊丸，桐子大，每服五十丸，加至百丸，空心食前，盐汤、温酒送下。

固脬丸

菟丝子二两，制　茴香一两　附子炮，去皮脐　桑螵蛸炙，各五钱　戎盐二钱五分

上为细末，酒糊丸，梧子大，每服三十丸，空心米饮送下。

白茯苓散

白茯苓　龙骨　干姜炮　附子炮，去皮脐　续断　桂心　甘草炙，各一两　熟地黄　桑螵蛸微炒，各二两

上剉碎，每服四钱，水一盏，煎六分，食前服。

鹿茸散　治小便不禁，阴痿脚弱。

鹿茸二两，去毛，酥炙　韭子微炒　羊踯躅酒拌，炒干　附子炮　泽泻　桂心各一两

上为细末，每服二钱，食前粥饮调服。

菟丝子散 治小便不禁，或过多。

菟丝子二两，酒浸三日，晒干，另捣为细末　牡蛎　附子炮，去皮脐　五味子各一两　鸡膍去黄皮，微炒　肉苁蓉各二两

上为末，每服二钱，粥汤送下。

牡蛎丸

牡蛎白者三两，入磁瓶，盐泥固济，炭五斤，煅半日，取出研细　赤石脂三两，捣碎，醋拌匀湿，于生铁铫内，慢火炒令干，二味合研如粉

酒糊丸，桐子大，每服五十丸，空心盐汤下。

白薇散

白薇　白蔹　白芍药各等分

上为末，每服二钱，粥饮下。

鸡肠散

黄鸡肠雄者四具，切破，洗净，炙令黄　黄连去须　肉苁蓉酒洗，切，焙　赤石脂另研　白石脂另研　苦参各五两

上为末，每服二钱，食前酒下，日二夜一。

大菟丝子丸 治肾虚小便不禁。

菟丝子净洗，酒浸　泽泻　鹿茸去毛，酥炙　石龙芮去土　肉桂去粗皮　附子炮，去皮，各一两　石斛去根　熟地黄　白茯苓去皮　牛膝酒浸一宿，焙干　续断　山茱萸去核　肉苁蓉酒浸，切，焙　防风去芦　杜仲去粗皮，炒去丝　补骨脂去衣，酒炒　荜澄茄　沉香　巴戟去心　茴香炒，各三两　五味子　桑螵蛸酒浸，炒　覆盆子去枝、叶、萼　芎䓖各半两

上为细末，酒煮，面糊丸，如桐子大，每眼二十丸，空心温酒或盐汤任下。

逍遥散　治血虚小便不禁。

白茯苓　白术土炒　当归身　白芍药酒炒　柴胡各一钱　甘草五分

水一盏，煨姜三片，煎至六分服。

补中益气汤　见类中风。

八珍汤　见真中风。

六味丸　见类中风。

补脬饮　治产时伤脬，小便漏出。

生黄丝绢一尺，煎碎　白牡丹根皮，用七叶者　白及各一钱

上为末，水一碗，煮至绢烂如饴，空心顿服，服时不得作声，作声即不效。

桑螵蛸散 治阳气虚弱，小便不禁。

桑螵蛸三十个，炒　鹿茸酥炙　黄芪各三两　牡蛎煅
人参　赤石脂各二两

上为末，每服二钱，空心粥饮调服。

遗　精

梦与女人交为梦遗，不因梦而自遗者为精滑。

经曰：**怵惕思虑者则伤神，神伤则恐惧，流淫而不止。**怵，恐也。惕，惊也。流淫，谓流出淫精也。思虑而兼之以怵惕，则神伤而心怯，心怯则恐惧而伤肾，肾伤则精不固，此心肾不交。故不能收摄也。又曰：**恐惧而不解则伤精，精伤则骨酸痿厥，精时自下。**即上文之意而申言之也。又曰：**五脏主藏精者也，伤则失守。**此言五脏各主藏精，非肾之一脏独有精也。五脏一有所伤，则失其藏精之职，而不能自守，所以精不能固，时有遗漏之患也。又曰：**肾者主水，受五脏六腑之精而藏之。**食气入胃，散精于五脏，又

水饮自脾肺而输之于肾，水精四布，五经并行，此水谷日生之精也。后天水谷之精，与先天生来之精，互化生成，总输于肾，故曰受五脏六腑之精而藏之。**又曰：厥气客于阴器，则梦接内。**阴器者，宗筋之所系也。足太阴、阳明、少阴、厥阴之筋，皆结聚于阴器，与冲、任、督三脉之所会，然厥阴主筋，故诸筋皆统属于厥阴也。肾为阴，主藏精，肝为阳，主疏泄，阴器乃泄精之窍，是故肾之阴虚，则精不藏，肝之阳强，则气不固。若遇阴邪客于其窍，与相火强阳相感，则梦寐之间，精气漏泄矣。

愚按：古今方论皆以遗精为肾气衰弱之病，若与他脏不相干涉。不知《内经》言五脏六腑各有精，肾则受而藏之，以不梦而自遗者，心肾之伤居多；梦而后遗者，相火之强为害。若夫五脏各得其职，则精藏而治，苟一脏不得其正，甚则必害心肾之主精者焉。

治之之法，独因肾病而遗者，治其肾，由他脏而致者，则他脏与肾两治之。如心病而遗者，必血脉空虚，本纵不收；肺病而遗者，必皮革毛焦，喘急不利；脾病而遗者，色黄肉消，四肢懈惰；肝病而遗者，色青而筋痿；肾病而遗者，色黑而髓空。

更当以六脉参详，昭然可辨。然所因更自多端，有用心过度，心不摄肾而失精者，宜远志丸佐以灵砂丹。有色欲不遂，而致精泄者，四七汤吞白丸子，甚者耳闻目见，其精即出，名曰白淫，妙香散吞玉华白丹。有色欲过度，精窍虚滑，正元散加牡蛎粉、肉苁蓉各半钱，吞灵妙丹，仍佐以鹿茸丸、山药丸、大菟丝子丸、固阳丸之类。有壮年久旷，精满而溢，清心丸。有饮酒厚味，痰火湿热扰动精府，苍术、白术、半夏、橘红、茯苓、甘草、升麻、柴胡，俾清升浊降，脾胃健运，则遗滑自止。有脾虚下陷者，补中益气汤。有肾虚不固者，五倍子二两，茯苓四两，为丸服之，神验。

　　然其症状亦复不同，或小便后出，多不可禁者；或不小便而自出；或茎中痒痛，常如欲小便者；或梦女交者，并从前法分别施治。或实有鬼魅相感，其状不欲见人，如有对晤，时独言笑，时常悲泣，脉息乍大乍小，乍有乍无，及脉来绵绵，不知度数，而颜色不变，乃其候也。宜朱砂、雄黄、麝香、鬼箭、虎头骨之类，或但服苏合丸，神效。

　　更有久旷之人，或纵欲之人，与女交合，泄而不止，谓之走阳。其女须抱定，勿使阴茎出户，急呵热气于口中，以指捻住尾闾即救矣。若女人惊而脱去者，十有九死，亟以童女接气，灌以大剂独参汤，亦有活者。总其大纲言之，精滑宜涩之，涩而不效，即泻心火，泻而不效，即以补中益气，用升麻、柴胡至一二钱，举其气上而不下，往往有功，讵可补之不效，涩之无灵，遂委之命也哉！

医案

文学顾以功，科试劳神，南都归，即患精滑，小便后及梦寐间俱有遗失，自服金樱子膏，经月不验，问治于余。余曰：气虚而神动，非远志丸不可。服十日而减半，一月而全愈。

武科张宁之，禀质素强，纵饮无度，忽小便毕有白精数点，自以为有余之疾，不宜医治，经三月以来，虽不小便，时有精出，觉头目眩晕。医者以固精涩脱之剂，治疗两月，略不见功。迎余治之。但见六脉滑大，此因酒味湿热下于精脏。遂以白术、茯苓、橘红、甘草、干葛、白蔻、加黄柏少许，两剂后即效，不十日而康复如常。

儒者钱用宾，色欲过度，梦遗精滑，先服清相火之剂，不效。继服固涩之剂，又无效。求余治之，余以玉华白丹浓煎人参汤送二钱，两服后稍固，兼进六味地黄丸，加莲须、芡实、远志、五味子，凡一月而愈。

远志丸　治心肾不足，梦遗精滑。

茯神去皮木　白茯苓去皮膜　人参　龙齿各五两
远志去木，姜汁浸　石菖蒲各二两

上为末，蜜丸桐子大，辰砂为衣，每服三十丸，空心热盐汤下。

灵砂丹　治上盛下虚，痰涎壅盛，最能镇坠，升降阴阳，调和五脏，补助元气。

水银十两　硫黄四两

上二味，用新铫内炒成砂子，入水火鼎煅炼为末，糯米糊丸，如麻子大，每服三丸，空心，枣汤、米汤、人参汤任下。忌猪羊血、绿豆粉、冷滑之物。

茯神汤　治欲心太炽，梦遗心悸。

茯神去皮木，一钱半　远志去心　酸枣仁炒，各一钱
二分　石菖蒲　人参　白茯苓各一钱　黄连　生地黄

各八分　当归酒洗，一钱　甘草四分

水二盅，莲子七粒，槌碎，煎八分，食前服。

四七汤　治七情郁结，痰气妨闷，呕吐恶心，神情不快。

半夏一钱五分　茯苓去皮，一钱二分　紫苏叶六分
厚朴姜制，九分

水一盅，姜七片，红枣二枚，煎八分服。

青州白丸子　治风痰壅盛，瘫痪，呕吐涎沫，气不舒畅，闷闷不宁。

半夏生，七两，水浸洗　南星生，二两　白附子生，二两　川乌生，半两，去皮脐

上为末，以生绢袋盛，于井花水内揉出滓，再研再揉，以尽为度。置磁盆中，日晒夜露，至晓，去旧水，别用井水搅，又晒，至来日早，再换新水搅。春五日，夏三日，秋七日，冬十日。去水晒干，以糯米粉煎粥清丸，绿豆大，姜汤下二十丸。

妙香散　安心神，闭精气。

龙骨五色者　益智仁　人参各一两　白茯苓去皮
远志去心　茯神去皮木，各半两　朱砂水飞　甘草炙，各

二钱五分

上为末，每服二钱，空心温酒调服。

玉华白丹 清上实下，助养本元，最治二便不固、梦遗精滑等证。

钟乳粉炼成者，一两　白石脂净瓦上煅通红，研细，水飞　阳起石磁罐中煅令通红，取出酒淬，放阴地上令干，各半两　左顾牡蛎七钱，洗，用韭菜捣汁，盐泥固济，火煅，取白者

上四味，各研令极细，拌和作一处，研一二日，以糯米粉煮糊为丸，如芡实大。入地坑出火毒一宿。每服一粒，空心浓煎人参汤，待冷送下。不僭不燥，可以久服，大补真元，最怯宿疾。妇人无妊者，当归、地黄浸酒送下。凡服药后，以少少白粥压之，忌猪羊血，绿豆粉。

正元散 治下元虚，脐腹胀痛，泄利呕吐，阳虚自汗，梦遗精滑，手足厥冷，一切虚寒。

红豆炒　干姜炮　陈皮去白，各三钱　茯苓去皮　人参　白术　甘草炙，各二两　肉桂去粗皮　川乌炮，去皮，各半两　附子炮，去皮尖　山药姜汁浸，炒　川芎　乌药　干葛各一两　黄芪炙，一两五钱

上为细末，每服三钱。水一盏，姜三片，枣二枚，盐少许，煎七分，食前温服。

鹿茸益精丸　治心肾虚冷，漏精白浊。

鹿茸去毛，酥炙　桑螵蛸瓦上焙　肉苁蓉　巴戟去心　菟丝子酒浸　杜仲去皮，姜汁炒　益智仁　禹余粮火煅，醋淬　川楝子去皮、核，焙　当归各三两　韭子微炒　补骨脂炒　山茱萸去核　赤石脂　龙骨另研，各五钱　滴乳香二钱五分

为末，酒煮糯米糊为丸，桐子大，每服七十丸，食前白茯苓煎汤送下。

山药丸　治诸虚百损，梦遗精滑。

赤石脂煅　茯神去皮木　山茱萸去核　熟地黄酒浸　巴戟去心　牛膝酒浸　泽泻各一两　杜仲去皮，姜汁炒　菟丝子酒浸　山药各三两　五味子六两　肉苁蓉酒浸，四两

上为末，蜜丸，桐子大，每服三钱，盐汤送下。

大菟丝子丸　见小便不禁。

固阳丸

附子炮，三两　川乌头炮，二两　白龙骨二两　补

骨脂　舶上茴香　川楝子_{各一两七钱}

上为末，酒糊丸，桐子大，每服五十丸，空心酒下。

补中益气汤　方见类中风。

苏合香丸　方见真中风。

秘真丸　固精安神。

龙骨_{一两}　诃子皮_{五枚}　砂仁_{五钱}　朱砂_{一两，水飞}

上为末，面糊丸，绿豆。每服三钱，空心酒下。

金锁玉关丸　治遗精白浊，心虚不宁。

鸡头肉　莲子　莲须　藕节　白茯苓　白茯神　干山药_{各等分}

为末，金樱子煎膏为丸，梧子大，每服三钱，米饮汤下。

清心丸　治经络热，梦遗心悸。

黄柏皮_{一两，为末}　生脑子_{一钱}

同研匀，蜜丸桐子大，每服十丸，加至十五丸，浓煎麦门冬汤下。

赤白浊

经曰：思想无穷，所愿不得，意淫于外，入房太甚，宗筋弛纵，发为筋痿，及为白淫。此已见遗精条矣，兹复收者，为浊病仍在精窍，与淋病之在溺窍者不同也。每见时医治浊，多以淋法治之，五苓、八正，杂投不已，而病反增剧，不知经论祗属精病也。

愚按：经文及细考前哲诸论，而知浊病即精病，非溺病也。故患浊者，茎中如刀割火灼，而溺自清，惟窍端时有秽物，如疮之脓，如目之眵，淋漓不断，与便溺绝不相混。大抵由精败而腐者十之六七；由湿热流注与虚者十之二三。其有赤白之分者，何也？精者，血之所化，浊去太多，精化不及，赤未变白，故成赤浊，此虚之甚也。所以少年天癸未至，强力行房，所泄半精半血，壮年施泄无度，亦多精血杂出，则知丹溪以赤属血，白属气者，未尽然也。又以赤为心虚有热，由思虑而得；白为肾虚有寒，因嗜欲而得，亦非确论。总之，心动于欲，肾伤于色，或强忍房事，或多服淫方，败精流溢，乃为白浊。虚滑者血不及变，乃为赤浊，挟寒则脉来沉迟无力，小便清白，草薢分清饮、八味丸、内补鹿茸丸之类。挟热则口渴便赤，脉必滑数有力，清心莲子饮、香苓散。有胃中湿痰流注，苍白二陈汤加升麻、柴胡。有属虚痨，六味地黄丸加莲须、芡实、菟丝子、五味子、龙骨、牡蛎。有因伏暑，四苓散加香薷、麦门冬、人参、石莲肉之类。有稠黏如胶，涩痛异常，乃精塞窍道，香苓散送八味丸，或金匮肾气丸；有热者，草薢分清饮，茯菟丸。有思想太过，心动烦扰，则精败下焦，加味清心饮、瑞莲丸之类。如上数端，此其大略也，若夫五脏之伤，六淫之变，难以枚举，临证之顷，慎无轻忽。

脉候

脉大而涩，按之无力，或微细，或沉紧而涩为虚。尺脉虚浮急疾者，皆难治，迟者易治。

医案

归德郡侯李易斋，患白浊，服五苓散数剂无功。

余诊之，两尺大而涩，是龙火虚炎，精瘀窍道，用牛膝、茯苓、黄柏、麦门冬、山药、远志、细辛、甘草，十剂而安。

光禄卿吴伯玉，闭精行房，时有文字之劳，患白浊，茎中痛如刀割，自服清火疏利之剂不效，改服补肾之剂又不效，商治于余。余曰：败精久蓄，已足为害，况劳心之余，水火不交，坎离顺用也。用草薢分清饮，加茯神、远志、肉桂、黄连，四剂即效。兼服补中益气、六味地黄丸半月而安。后因劳复发，但服补中益气一二剂即愈。

清心莲子饮 治心虚有热，小便赤浊。

黄芩　麦门冬去心　地骨皮　车前子　甘草炙，各一钱五分　石莲肉　白茯苓　黄芪蜜炙　人参各七分半　远志　石菖蒲各一钱

水二盅，煎一盅，空心温服。发热加柴胡、薄荷。

草薢分清饮 治真元不固，赤白二浊。

益智仁　川草薢　石菖蒲　乌药各一钱

水一盅，入盐一捻，煎七分，食前服。一方加茯

苓、甘草。

苍白二陈汤 治湿痰下注为白浊。

苍术_{糠炒} 白术_{土炒，各一钱半} 橘红_{一钱} 半夏_{二钱}
茯苓_{一钱二分} 甘草_{四分}

水二盅，姜三片，煎一盅服。

四苓散

茯苓_{去皮} 猪苓_{去皮} 白术_{土炒} 泽泻_{各等分}

上为细末，每服三钱，空心长流水调服。

玄菟丹 治三消渴利神药，禁止遗浊。

菟丝子_{酒浸通软，乘湿研，焙干，别取末，十两} 五味
子_{酒浸，别为末，净七两} 白茯苓_{去皮} 干莲肉_{各三两}

上为末，别碾干山药末六两，将所浸酒，添酒
煮糊搜丸，如桐子大。每服五十丸，空心食前米
饮下。

六味地黄丸 见类中风。

八味地黄丸 见虚痨。

补中益气汤 见类中风。

金匮肾气丸 见水肿胀满。

内补鹿茸丸 补益精气，善止白淫。

鹿茸_{酥炙} 菟丝子_{酒浸，蒸，焙} 蒺藜_炒 沙苑蒺藜 肉苁蓉 紫菀 蛇床子_{酒浸，蒸} 黄芪 桑螵蛸 阳起石 附子_炮 官桂_{各等分}

上为细末，蜜丸桐子大，每服三十丸，食前温酒送下。

香苓散 _{即五苓散与辰砂妙香散合用。}

山药_{姜汁炒} 茯苓_{去皮} 茯神_{去皮木} 远志_{去心，炒} 黄芪_{各一两} 人参 桔梗_{去芦} 甘草_{炙，各半两} 木香_{煨，二钱五分} 辰砂_{三钱，另研} 麝香_{一钱，另研} 猪苓_{去皮} 白术_{土炒} 泽泻_{各八分} 肉桂_{二钱}

上为细末，每服二钱，天、麦二门冬去心，煎汤空心调服，日三服，顿愈。

茯菟丸 治思虑太过，心肾虚伤，真阳不固，溺有余沥，小便白浊，梦寐频泄。

菟丝子_{酒浸，五两} 石莲子_{去壳，二两} 白茯苓_{去皮，三两}

上为细末，酒糊丸，如桐子大，每服五十丸，空心盐汤下。

加味清心饮 治心中烦热，赤浊肥脂。

白茯苓去皮　石莲肉各一钱半　益智仁　麦门冬去心　人参去芦　远志去心，姜汁炒　石菖蒲　车前子　白术炒　泽泻　甘草炙，各一钱

水二盏，灯心二十茎，煎一盏，食前服。有热，加薄荷少许。

瑞莲丸　治思虑伤心，赤白二浊。

白茯苓去皮　石莲肉炒，去心　龙骨生用　天门冬去心　麦门冬去心　柏子仁炒，另研　紫石英火煅，研细　远志甘草水煮，去心　当归去芦，酒浸　酸枣仁炒　龙齿各一两　乳香半两，另研

上为细末，蜜丸梧子大，朱砂为衣，每服七十丸，空心温酒或枣汤送下。

远志丸　治赤浊如神。

远志八两，去心　茯神去皮木　益智仁各二两

上为细末，酒煮面糊丸，梧子大，每服五十丸，临卧枣汤送下。

锁精丸　治赤白浊。

补骨脂炒　青盐各四两　白茯苓　五倍子各二两

上为细末，酒煮糊为丸，如梧子大，每服三十

丸，空心盐汤送下。

水陆二仙丹　治赤白浊。

金樱子_{去子及毛净，蒸熟，慢火熬成膏}　芡实肉_{研为细}
粉，各等分

上以前膏同酒糊为丸，梧子大，每服三十丸，
食前温酒下。一方用乳汁丸，盐汤下。

赤脚道人龙骨丸　治白浊。

龙骨　牡蛎_{各半两}

上研为末，入鲫鱼腹内，湿纸裹，入火内炮熟，
取出去纸，将药同鱼肉丸如桐子大，每服三十丸，
空心米饮下。鲫鱼不拘大小，只以着尽上件药为度。
更加茯苓、远志_{各半两}尤佳。

痰　饮

稠浊者为痰，清稀者为饮。

经曰：太阴在泉，湿淫所胜，民病饮积。又曰：
岁土太过，雨湿流行，甚则饮发。又：土郁之发，
太阴之复，皆病饮发。

按：痰之为病十常六七，而《内经》叙痰饮四条，皆因湿土为害。故先哲云：脾为生痰之源。又曰：治痰不理脾胃，非其治也。

夫饮入于胃，游溢精气，上输于脾，脾气散精，上归于肺，通调水道，下输膀胱，水精四布，五经并行，何痰之有？惟脾土虚湿，清者难升，浊者难降，留中滞膈，瘀而成痰。故治痰先补脾，脾复健运之常，而痰自化矣。

析而言之，痰有五，饮亦有五，而治法因之而变。在脾经者名曰湿痰，脉缓面黄，肢体沉重，嗜卧不收，腹胀食滞，其痰滑而易出，二陈汤、白术丸，挟虚者六君子汤，酒伤者白蔻、干葛，挟食者保和丸，挟暑者消暑丸，惊者妙应丸。在肺经者名曰燥痰，又名气痰。脉涩面白，气上喘促，洒淅寒热，悲愁不乐，其痰涩而难出，利金汤、润肺饮。在肝经者名曰风痰，脉弦面青，四肢满闷，便溺秘涩，时有躁怒，其痰青而多泡，水煮金花丸、防风丸、川芎丸。在心经者名曰热痰，脉洪面赤，烦热心痛，口干唇燥，时多喜笑，其痰坚而成块小黄丸、天黄丸。在肾经者名曰寒痰，脉沉面黑，小便急痛，足寒而逆，心多恐怖，其痰有黑点而多稀，姜桂丸、八味丸、胡椒理中丸。其人素盛今瘦，水走肠间，辘辘有声，名曰痰饮；心下冷极，以温药和之，桂苓术甘汤主之。饮后水流在胁下，咳唾引痛，名曰悬饮，十枣汤下之。饮水流于四肢，当汗不汗，身体疼重，名曰溢饮，大青龙汤汗之。咳逆倚息，短气不得卧，其形如肿，名曰支饮，五苓散、泽泻汤利之。膈满呕吐，喘咳寒热，腰背痛，目泪出，其人振振恶寒，身胸惕者，名曰伏饮，倍术丸。更有一种，非痰非饮，时吐白沫，不甚稠黏，此脾虚不能约束津液，故涎沫自出，宜用六君子汤加益智仁以摄之。

嗟乎！五痰五饮，证各不同，治法迥别，稍或不详，妄投药剂，非徒无益，而又害之。至于脾肺二家之痰，尤不可混，脾为湿土，喜温燥而恶寒润，故二术、星、夏为要药；肺为燥金，喜凉润而恶温燥，故二母、二冬、地黄、桔梗为要药。二者易治，鲜不危困。每见世俗恶半夏之燥，喜贝母之润，一见有痰，便以贝母投之，若是脾痰，则土气益伤，饮食忽减矣。即使肺痰，毋过于凉润，以伤中州，稍用脾药，以生肺金，方为善治。故曰：治痰不理脾胃，非其治也。信夫！

脉候

经曰：肝脉软而散，色泽者，当病溢饮。偏弦为饮，浮而滑为饮。沉而滑者悬饮。饮脉皆弦微沉滑。左右关脉实者，膈上有痰，可吐之。眼胞及眼下如烟煤者，痰也。痰得涩脉难愈。

医案

刑部主政徐凌如，劳且怒后，神气昏倦，汗出如浴，语言错乱，危困之极，迎余疗之。诊其脉大而滑且软，此气虚有痰也。用补中益气汤料，并四帖为一剂，用参至一两，加熟附子一钱，熟半夏三钱，四日而稍苏，更以六君子加姜汁一盏，服数日，兼进八味丸，调理两月而康。

郡侯王敬如，患痰嗽，辄服清气化痰丸，渐至气促不能食。余曰：高年脾土不足，故有是证，若服前丸，则脾土益虚矣。投以六君子汤，加煨姜三钱、益智一钱五分，十剂而痰清。更以前方炼蜜为丸，约服一斤，饮食乃进。

翰林李集虚，劳而无度，醉而使内，汗出多痰，服宽膈化痰之药，转觉滞闷。诊其脉沉而涩，两尺尤甚，余谓其婿杨玄润曰：痰得涩脉，一时难愈，况尺中涩甚。精伤之象也，法在不治。玄润强之投剂。勉用补中益气加半夏、茯苓。两剂有小效。众皆喜。余曰：涩象不减，脉法无根，死期近矣，果十余日而殁。

文学朱文哉，遍体如虫螫，口舌糜烂，朝起必见二鬼，执盘飧以献，向余恸哭曰：余年未满三十，高堂有垂白之亲，二鬼旦暮相侵，决无生理。倘邀如天之力，得以不死，即今日之秦越人矣。遂叩头流血。余诊其寸脉乍大乍小，意其为鬼祟，细察两关，弦滑且大，遂断定为痰饮之疴。投滚痰丸三钱，虽微有所下，而病患如旧，更以小胃丹二钱与之，复下痰积及水十余碗，遍体之痛减半。至明早，鬼亦不见矣。更以人参三钱、白术二钱煎汤，服小胃丹三钱，大泻十余行，约有二十碗，病若失矣。乃以六君子为丸，服四斤而痊。

白术丸 治湿痰咳嗽。

南星 半夏_{各一两，俱汤洗} 白术_{一两五钱}

上为细末，汤浸蒸饼为丸，梧子大，每服四钱，食后生姜汤下。

二陈汤 治脾胃不和，一切痰证。

半夏_{汤洗七次} 橘红_{各五两} 白茯苓_{三两} 炙甘草_{一两五钱}

每服五钱，水二盅，姜七片，乌梅一枚，煎八分，不拘时热服。

六君子汤

人参_{去芦} 白术_{土炒} 茯苓_{各一钱} 半夏 橘红_{各一钱五分} 炙甘草_{五分}

水二盅，姜五片，煎至一盅，温服。

理中化痰丸 治虚寒呕吐泄泻，饮食难化。

人参 白术_炒 茯苓 甘草 干姜 半夏_{姜制}

等分为末，水丸桐子大，每服三钱，白汤送下。

八味丸 方见虚痨。

补中益气汤 方见类中风。

导痰汤　治痰涎壅盛，痞塞不通。

半夏汤洗七次，四两　南星炮，去皮　枳实去瓤，麸炒　赤茯苓去皮　橘红各一两　甘草炙，半两

每服四钱，水一盏，姜十片，煎八分，食后服。

保和丸　治食积酒积。

山楂肉二两　半夏姜制　橘红　神曲炒　麦芽炒　白茯苓各一两　连翘　莱菔子炒　黄连各半两

上为末，滴水为丸。加白术二两，名大安丸。

消暑丸　中暑为患，药下即苏，一切暑药皆不及此，人所未知。

半夏一斤，醋五碗煮干　甘草生用　茯苓去皮，各半斤

上为末，姜汁煮糊丸，忌见生水，如桐子大，每服五十丸，热汤送下。有痰者生姜汤下，入夏后不可缺此。

妙应丸　一名控涎丹。

甘遂去心　紫大戟去皮　白芥子各等分

上为末，煮糊丸，如桐子大，晒干，临卧淡姜汤下七丸至十丸。气实痰猛，加丸数不妨。加朱砂二钱，全蝎三钱，治惊痰极效。

利金汤新制　治气壅之痰。

桔梗炒　贝母姜汁炒　陈皮去白，各三钱　茯苓二钱
甘草五分　枳壳麸炒，一钱五分

水二盅，姜五片，煎一盅，不拘时服。

润肺饮新制

贝母糯米拌炒　天花粉各三钱　桔梗一钱　甘草五分
麦门冬去心　橘红去白　茯苓去皮，各一钱半　生地黄二
钱半　知母酒炒，七分

水二盅，姜三片，煎七分，食后服。

水煮金花丸

南星　半夏各一两，俱生用　天麻五钱　雄黄二钱
白面三两

上为细末，滴水为丸，每服五十丸至百丸，先
煎浆水令沸，下药，煮至药浮为度，漉出，淡浆水
浸，另用生姜汤送下。

防风丸　治一切风痰。

防风　川芎　天麻酒浸二宿　甘草炙，各二两　朱
砂半两，研，水飞

为细末，炼蜜丸，每丸重一钱，朱砂为衣，每

服一丸，荆芥汤化服。

川芎丸　消风化痰，清上利膈。

川芎　薄荷叶焙干，各七两半　桔梗十两　甘草炙，三两半　防风去苗，二两半　细辛洗，五钱

上为细末，炼蜜丸，每丸重三分，每服一丸，食后临卧细茶嚼下。

小黄丸　治热痰咳嗽。

南星汤洗　半夏汤洗　黄芩各一两

为细末，姜汁浸，蒸饼为丸，桐子大，每服七十丸。食后生姜汤下。

天黄汤

天花粉　黄连各十两

竹叶煎汤为丸，绿豆大，每服三钱，姜汤下。

姜桂丸　治寒痰咳嗽。

南星洗　半夏洗　官桂去粗皮，各一两

为细末，蒸饼丸，桐子大，每服五十丸，食后生姜汤下。

胡椒理中丸　治虚寒痰多食少。

款冬花去梗　胡椒　甘草炙　荜茇　良姜　细辛

去苗　陈皮去白　干姜各四两　白术五两

上为细末，蜜丸，梧子大，每服三十丸，加至五十丸，米饮下，日二服。

桂苓术甘汤

茯苓四钱　桂枝　白术各三钱　甘草二钱

水二盏，煎一盏，温服。

十枣汤　见伤寒。

小胃丹　神芎导水丸　舟车神佑丸　大圣浚川散俱见水肿胀满。

五苓散　见伤寒。

青州白丸子　见遗精。

大青龙汤

麻黄去节，六钱　桂枝去皮，二钱　甘草炙，二钱杏仁去皮，一钱　生姜三钱　大枣二枚，去核　石膏二钱

水三盏，先煮麻黄减一盏，去上沫，纳诸药，煮取一盏服。

泽泻汤

泽泻二两半　白术一两

水二盏，煎一盏服。

倍术丸 治五饮。

白术二两 桂心 干姜各一两

上为末，蜜丸，每服三十丸，米饮下。

滚痰丸 治一切痰，百种怪证。

大黄蒸少顷，不可过 黄芩各八两 青礞石硝煅金色
沉香 百药煎以上各五钱

上为末，水丸梧子大，白汤空心服三钱。此药
但取痰积，自肠次第而下，并不刮肠大泻，为痰家
圣药。

茯苓丸 治痰满膈间，两臂抽痛如神。

半夏二两 茯苓一两 枳壳去瓤，麸炒，五钱 朴硝
二钱五分，以硝散在竹盘中，少时盛水置当风处，即干如芒硝，
刮取用

上为末，生姜汁煮面糊丸，桐子大，每服三十
丸，姜汤送下。

清气化痰丸 顺气消食化痰。

半夏 南星去皮脐 白矾 皂角 干姜各四两

上先将白矾等三味，用水五碗，煎三碗，却
入半夏、南星浸两日，再煮至半夏、南星无白点，

晒干。

橘红　青皮去瓤　紫苏子炒　萝卜子炒，另研　杏仁去皮尖，炒，研　葛根　神曲炒　麦芽炒　山楂　香附各二两

上为末，蒸饼丸，桐子大，每服七十丸，食后茶汤下。薛新甫曰：有一人素厚味，胸满痰盛，内多积热，服之而愈。彼见有效，修合馈送，脾胃虚者，无不受害。

咳　嗽

有声无痰曰咳，肺由火烁。有痰无声曰嗽，脾受湿侵。有痰有声曰咳嗽。

黄帝问曰：肺之令人咳，何也？此言咳而不言嗽者，省文也。如秋伤于湿，见于二篇，一篇只有咳字，一篇兼有嗽字，则知此篇，举咳而嗽在其中矣。岐伯对曰：五脏六腑，皆令人咳，非独肺也。皮毛者，肺之合也，肺主皮毛。肺为内应，而皮毛为外合也。皮毛先受邪气，邪气以从其合也。其寒饮食入胃，从肺脉上至于肺则肺寒，肺脉起于中焦，下络大肠，还循胃口，上膈属肺，故胃受

寒，则从肺脉上至于肺也。**肺寒则外内合邪，因而客之，则为肺咳。**外则皮毛受邪，内则肺经受寒，内应外合故咳，所谓形寒饮冷则伤肺是也。**五脏各以其时受病，非其时各传以与之。**各以时者，如春肝、夏心、长夏脾、秋肺、冬肾是也。非其时而病者，乃他脏相传也。**人与天地相参，故五脏各以其时治，时感于寒则受病，微则为咳，甚则为泄为痛。**各以时治者，四时所伤不同，法因之而别也。咳，外证也；泄，里证也。寒在表则身痛；寒在里则腹痛。惟其外内合邪，故为病亦兼内外。**乘秋则肺先受邪，乘春则肝先受之，乘夏则心先受之，乘至阴则脾先受之，乘冬则肾先受之。**四脏各以其时受病，日先受之者，则次便及乎肺而为咳矣。

　　肺咳之状，咳而喘息有音，甚则唾血。肺属金，所主为音声，肺自病，故喘息有音。唾血者随咳而出。其病在于肺，与呕血、咯血者不同也。**心咳之状，咳则心痛，喉中介介如梗状，甚则咽肿喉痹。**心脉起于心中，出属心系，上挟于咽，故病喉间如梗，咽肿喉痹，介介然如有所梗，妨碍之意。**肝咳之状，咳则两胁下痛，甚则不可以转，转则两胠下满。**肝脉布胁肋，故病如此。胠者，腋下胁也，音呕。

脾咳之状，咳则右胠下痛，阴阴引肩背，甚则不可以动，动则咳剧。脾脉上膈挟咽隶于右，故为右胠下痛。阴阴然痛引肩背者，脾土体静，故不可以动也。脾咳则右胠下痛者，阴土之气应于坤，出西南也。观《平人气象论》曰：胃之大络，名曰虚里，贯膈络肺，出于左乳下。岂非阳土之气应于艮而出东北乎？人与天地相参，理有无往不合者。**肾咳之状，咳则腰背相引而痛，甚则咳涎。**肾系于腰背，其脉贯脊，故相引而痛。肾主五液，且其脉直者，入肺循喉咙，故甚则咳涎也。

五脏之久咳，乃移于六腑。脏病日久，乃移于腑，各因其合而表里相移也。**脾咳不已，则胃受之，胃咳之状，咳而呕，呕甚则长虫出。**脾咳不已，胃必受之，胃不能容，气逆而呕。长虫，蛔虫也，居肠胃之中，呕甚则随气而上出矣。**肝咳不已，则胆受之，胆咳之状，咳呕胆汁。**胆汁，苦汁也。**肺咳不已，则大肠受之，大肠咳状，咳而遗失。**遗失，《甲乙经》作遗矢，矢、屎同。**心咳不已，则小肠受之，小肠咳状，咳而失气，气与咳俱失。**小肠之下则大肠也，大肠之气，由于小肠之化，故小肠受邪而咳，则下奔失气。**肾咳不已，则膀胱受之，膀胱咳状，咳而遗溺。**膀胱为津液之府，故邪气干之，咳而遗溺。久咳不已，则三焦受之，三焦咳状，咳而腹满，不欲食饮。久咳则上中下三焦俱病，出纳升降，皆失其和，且三焦火衰，不能生土，故腹满不能食饮。此皆聚于胃，关于肺，使人多涕唾，而面浮肿气逆也。此总结诸咳之证也。诸咳皆聚于胃，关于肺者，胃为脏腑之本根，肺为脏腑之华盖，如上文所云，皮毛先受邪，及寒饮食入胃者，皆肺胃之候也。阳明之脉，起于鼻，会于面，出于口，故多涕唾，而面浮肿。肺主气，故令人气逆。

帝曰：治之奈何？岐伯曰：治脏者，治其俞，治腑者治其合，浮肿者，治其经。此治法也。脉之所注者为俞，所入者为合。所行者为经，诸脏腑皆然也。乃刺法也。

《示从容篇》曰：咳嗽烦冤者，肾气之逆也。肾虚而龙火亢上，则乘金而为咳嗽，烦热冤苦，此虚痨之候也。

按：咳虽肺病，五脏六腑皆能致之。析其条目，经文尚有漏义，总其纲领，不过内伤外感而已。风寒暑湿伤其外，则先中于皮毛，皮毛为肺之合，肺邪不解，他经亦病，此自肺而后传于诸脏也。劳欲情志伤其内，则脏气受伤，先由阴分而病及上焦，此自诸脏而后传于肺也。自表而入者，病在阳，宜辛温以散邪，则肺清而咳愈；自内而生者，病在阴，宜甘以壮水，润以养金，则肺宁而咳愈。大抵治表者药不宜静，静则留连不解，变生他病，故忌寒凉收敛，如《五脏生成篇》所谓肺欲辛是也；治内者药不宜动，动则虚火不宁，燥痒愈甚，故忌辛香燥热，如《宣明五气篇》所谓辛走气，气病无多食辛是也。然治表者，虽宜动以散邪，若形病俱虚者，又当补中气而佐以和解，倘专于发散，恐肺气益弱，腠理益疏，邪乘虚入，病反增剧也；治内者，虽宜静以养阴，若命门火衰，不能归元，则参、芪、桂、附在所必用，否则气不化水，终无补于阴也。至夫因于火者宜清，因于湿者宜利，因痰者消之，因气者理之，随其所见之证而调治。在老人虚人，皆以温养脾肺为主，稍稍治标可也。若欲速愈而亟攻其邪，因而危困者多矣，可不谨诸。

分条治咳法

肺咳，麻黄汤。心咳，桔梗汤。肝咳，小柴胡汤。脾咳，升麻汤。肾咳，麻黄附子细辛汤。胃咳，乌梅丸。胆咳，黄芩加半夏生姜汤。大肠咳，赤石脂禹余粮汤，不止用猪苓分水散。小肠咳，芍药甘草汤。膀胱咳，茯苓甘草汤。三焦咳，钱氏异功散。

感风者，恶风自汗，鼻流清涕，脉浮，桂枝汤加防风、杏仁、前胡、细辛。感寒者，恶寒无汗，鼻流清涕，脉紧，二陈汤加紫苏、干葛、杏仁、桔梗。春月风寒所伤，头痛声重，金沸草散。夏月喘嗽，面赤脉洪，黄连解毒汤。秋月身热自汗，口干便赤，脉虚大，白虎汤。冬月风寒，形气病气俱实者，加减麻黄汤。感湿者，身体重痛，白术酒。热嗽，咽喉干痛，鼻出热气，痰浓腥臭，金沸草散去麻黄、半夏，加薄荷、枇杷叶、五味、杏仁、桑白皮、贝母、茯苓、桔梗。乍寒亦嗽，乍热亦嗽，金沸草散、清风散并二方煎服。七情饥饱，邪气上逆，四七汤加杏仁、五味子、桑皮、人参、阿胶、麦门冬、枇杷叶。饮冷致嗽，紫菀饮。嗽吐痰食俱出，二陈汤加木香、杏仁、细辛、枳壳。食积痰嗽，二陈汤加瓜蒌、莱菔子、山楂、枳实、曲芽。声哑，外感寒包热者，细辛、半夏、生姜，辛以散之，内伤火来克金者，为重证，宜壮水清金。经年久嗽，服药不瘥，余无他证，与痨嗽异，一味百部膏。咳嗽烦冤，八味丸、安肾丸。暴嗽，诸药不效，大菟丝子丸，不可以其暴嗽而疑遽补之非。咳而上气，喉中水鸡声，射干麻黄汤。醋呛而嗽，甘草二两，去皮，作二寸段，中半劈开，用猪胆汁五枚，浸三日，火炙为末，蜜丸，清茶吞二钱，临卧时服之。食咸哮嗽，白面二钱，砂糖二钱，糖饼灰汁捻作饼子，炉内烁熟，划出，加轻粉四钱另炒，将饼切作四桠，掺轻粉在内，令患人吃尽，吐出病根即愈。

肺胀咳而上气，鼻扇抬肩，脉浮大者，越婢加半夏汤主之。无外邪而内虚之肺胀，宜诃子、海石、香附、瓜蒌仁、青黛、半夏、杏仁、姜汁为末，蜜调噙之。肺胀躁喘，脉浮，心下有水，小青龙汤加石膏。肺胀而左右不得眠，此痰夹瘀血，碍气而病。四物汤加桃仁、诃子、青皮、竹沥、韭汁。

脉候

脉出鱼际，为逆气喘息。咳而脉虚，必苦冒。

浮直而濡者易治。喘而气逆，脉数有热，不得卧，难治。上气喘嗽，面肿肩息，脉浮大者死。久嗽，脉弱者生，实大数者死。上气喘嗽低昂，脉滑，手足温者生；脉涩，四肢寒者死。咳而脱形，身热脉小，坚急以疾为逆，不过十五日死。咳嗽羸瘦，脉形坚大者死。咳嗽，脉沉紧者死，浮直者生，浮软者生，小沉伏匿者死。咳而呕，腹满泄泻，弦急欲绝者死。

医案

文学金伯含，咳而上气，凡清火、润肺、化痰、理气之剂，几无遗用，而病不少衰。余诊其肾脉大而软，此气虚火不归元。用人参三钱，煎汤送八味丸五钱，一服而减。后予补中益气汤加桂一钱、附子八分，凡五十剂，及八味丸二斤而瘥。

太学史明麟，经年咳嗽，更医数十人，药不绝口，而病反增剧，自谓必成虚痨。余曰：不然。脉不数不虚，惟右寸浮大而滑，是风痰未解，必多服酸收，故久而弥甚。用麻黄、杏仁、半夏、前胡、桔梗、甘草、橘红、苏子。五剂知，十剂已。

张远公三年久嗽，服药无功，委命待尽，一日以他事造予居，自谓必不可治，姑乞诊之。余曰：饥时胸中痛否？远公曰：大痛。视其上唇白点如糟者十余处，此虫啮其肺，用百部膏一味，加乌梅、槟榔与服，不十日而痛若失，咳顿止矣。令其家人从净桶中觅之，有寸白虫四十余条，自此不复发。

麻黄汤　小柴胡汤　升麻汤　乌梅丸　黄芩半夏生姜汤　赤石脂禹余粮汤　麻黄附子细辛汤　茯苓甘草汤　桂枝汤　黄连解毒汤　白虎汤　小青龙汤以上并见伤寒。

二陈汤　见真中风。

异功散　四物汤　并见真中风。

补中益气汤　见类中风。

金沸草散　治肺感寒邪，鼻塞声重，咳嗽。

旋覆花去梗　麻黄去节　前胡去芦，各七分　荆芥穗一钱　甘草炒　半夏汤泡七次　赤芍药各五钱

水一盏半，生姜三片，枣一枚，煎八分，温服。

加减麻黄汤　治感寒咳。

麻黄_{去节，二钱}　杏仁　半夏_{姜制，各一钱}　桂枝
甘草_炙　紫苏叶_{各五分}　橘红_{一钱}

水二盅，姜四片，煎一盅服。

射干麻黄汤

射干　细辛　紫菀　款冬花_{各三两}　麻黄　生姜
_{各四两}　五味子　半夏_{各半升}　大枣_{七枚}

水一斗二升，先煮麻黄两沸，去上沫，纳诸药，
煮取三升，分温三服。

麻黄附子细辛汤　治肾脏发咳，腰背引痛。

麻黄　细辛_{各二钱}　附子_{一钱}

水一盅，煎七分服。

四七汤　治七情气郁，上逆为咳。

半夏_{汤泡五次，二钱}　茯苓_{去皮，一钱五分}　紫苏净
叶，八分　厚朴_{姜制，一钱}

水二盅，生姜七片，红枣二枚，煎一盅服。

大菟丝子丸　治肾虚，上逆咳嗽。

菟丝子_{洗净，酒浸}　泽泻　鹿茸_{去毛，酥炙}　石龙
芮_{去尖}　肉桂_{去粗皮}　附子_{炮，去皮，各一两}　石斛_{去根}
熟地黄　白茯苓_{去皮}　牛膝_{酒浸一宿，焙干}　续断　山

茱萸去核　肉苁蓉酒浸，切焙　防风去芦　杜仲去粗皮，炒去丝　补骨脂去毛，酒炒　荜澄茄　沉香　巴戟去心　茴香炒，各三两　五味子　桑螵蛸酒浸，炒　覆盆子去枝、叶、萼　芎䓖各半两

上为末，酒煮面糊丸，如桐子大，每服三钱，空心盐汤送下。

安肾丸　治肾虚，咳逆烦冤。

肉桂去粗皮，勿见火　乌头炮，去皮，各一斤　桃仁麸炒　白蒺藜炒，去刺　巴戟去心　山药　茯苓去皮　肉苁蓉酒浸，去甲　石斛去根，炙　萆薢　白术炒　补骨脂各三斤

上为末，蜜丸，梧子大，每服三钱，空心盐汤下。

越婢加半夏汤　治肺胀喘嗽，鼻扇肩抬。

麻黄六两　石膏半斤　生姜三两　甘草一两　半夏半升　大枣十五枚

水六升，先煮麻黄去上沫，纳诸药，煮取三升，分温三服。

白术酒　感湿咳嗽，身体重痛。

白术三两，泔浸一宿，土蒸切片，慢火炒黄用

酒二盅，煎八分服。

观音应梦饮 定喘止嗽。

人参一钱 胡桃二枚，去壳留衣

水一盅，姜五片，枣二枚，临卧煎服。

清音丸

桔梗 诃子各一两 甘草五钱 硼砂 青黛各三钱
冰片三分

上蜜丸，龙眼大，每服用一丸，噙化。

保和汤 治久嗽成痨。

知母盐水炒 贝母去心 天门冬去心 麦门冬去心
款冬花各一钱 天花粉 薏苡仁炒 杏仁去皮尖，各五
分 五味子十二粒 马兜铃 紫菀 桔梗 百合 阿
胶蛤粉炒 当归 百部各六分 甘草炙 紫苏 薄荷各
四分

水二盅，姜三片，煎七分，入饴糖一匙，食后
服。吐血加炒蒲黄、生地黄、小蓟。痰多加橘红、
茯苓、瓜蒌仁。喘去紫苏、薄荷，加苏子、桑皮、
陈皮。

《**本事**》鳖甲丸　治虚痨咳嗽，耳鸣眼花。

五味子二十两　　鳖甲　地骨皮各三十两

上为末，蜜丸，梧子大，空心食前盐汤下四钱，妇人醋汤下。此方服者必效，不可忽也！

宁肺汤　治营卫俱虚，发热自汗，喘嗽。

人参　当归　白术　熟地黄　川芎　白芍药
五味子　麦门冬去心　桑白皮　白茯苓去皮　甘草炙，各一钱　阿胶蛤粉炒，一钱半

水二盏，生姜五片，煎一盏，食后服。

治嗽补虚方

牛骨一副，取髓　白蜜八两　杏仁四两，去皮尖，研
干山药四两，研细　胡桃肉四两，去皮，另研

上将牛骨髓、白蜜，砂锅内熬沸，以绢帛滤去渣，盛在磁瓶内，将山药、杏仁、胡桃三味入瓶搅和，以纸密封瓶口，重汤煮一日一夜，每日早晨白汤化一匙服。

紫金散　治久嗽，日夜不得眠。

天南星去皮脐　白矾　甘草各五钱　乌梅净肉，二两

上为粗散，用慢火于银石器内炒令紫色，放冷，研为细末，每服二钱。临卧时身体入被内，用薤汁七分，温汤三分，暖令稍热，调前药末服之，咽下，便仰卧低枕，想药入于肺中。须臾得睡，其嗽立止。

救急方

杏仁三升，去皮尖及双仁者，炒，研如泥　白蜜一斤　牛酥二升

上将杏仁于磁盆中，用水研取汁五升，净磨铜铛，勿令脂垢，先倾三升汁于铛中，刻木记其深浅，又倾汁二升，以缓火煎，减至于所记处，即纳蜜、酥等煎，还至木记处，贮于不津磁器中，每日三度，暖酒服一大匙，和粥服亦可。一匕唾色变白，二匕唾稀，三匕咳断。

熏方　风寒久嗽，非此不除。

天南星　款冬花　鹅管石　佛耳草　雄黄

等分为末，拌艾，以姜一厚片，置舌上，次于艾上烧之，须令烟入喉中为妙。

人参清肺汤　治肺胃虚寒，咳嗽喘急。

地骨皮　人参去芦　阿胶麸炒　杏仁去皮尖，麸炒

桑白皮去粗皮　知母　乌梅去核　炙甘草　罂粟壳去
蒂，蜜拌炙

　　上各一钱，水二盏，枣一枚，煎一盏，临卧服。

　　通声煎　治咳嗽气促，满闷失音。

杏仁一升，去皮尖及双仁者，炒，另研如泥　木通　五味子
人参　桂心　细辛　款冬花　菖蒲　竹茹　酥以上各
三两　白蜜　生姜汁各一升　枣肉二斤

　　水五升，微火煎七沸，去渣，纳酥、蜜、姜汁、
枣肉，再煎令稠，每服一匙，噙化。

喘

　　喘者，促促气急，喝喝痰声，张口抬肩，摇身撷肚。短气
者，呼吸虽急而不能接续，似喘而无痰声，亦不抬肩，但肺壅而
不能下。哮者，与喘相类，但不似喘，开口出气之多，而有呀呷
之音。呷者，口开。呀者，口闭。开口闭口，尽有音声。呷呀二
音，合成哮字，以痰结喉间，与气相击，故呷呀作声。三证极当
详辨。

　　经曰：诸病喘满，皆属于热。火盛为夏热，火衰为

冬寒，故寒病则气衰而息微，热病则气盛而息粗。又寒为阴，主乎迟缓。热为阳，主乎急数。故寒则息迟气微，热则息数气粗而为喘也。《五脏生成篇》曰：咳嗽上气，厥在胸中，过在手阳明、太阴。上气，喘急也。胸中者，手太阴肺之分也。手阳明大肠为肺之表，二经之气，逆于胸中，则为喘嗽也。**秋脉不及，则令人喘，呼吸少气**。秋脉不及，肺金虚也。肺虚则短气，故云呼吸少气，非有余之喘也。**劳则喘息汗出**。疲劳过度，则阳气动于阴分，故上奔于肺而喘，外达于表而汗。**邪入六腑，则身热，不时卧，上为喘呼**。外伤于邪，则阳受之而入腑。阳邪在表，故身热。不时卧者，不能以时卧也。邪盛则实，故为喘呼。**二阳之病发心脾，其传为息贲**。二阳者，阳明也。为胃与大肠也。心脾为子母，故胃腑病必传于脾脏，脾受伤，必窃母气以自救，则心亦病也。土不能生金，而心火复刑之，则肺伤，故息上贲而喘急。**肝脉若搏，因血在胁下，令人喘逆**。肝为血海，血瘀则脉搏，木病则气上，故为喘逆。**肾者，水脏，主津液，主卧与喘也**。肾主纳气，肾水不足，虚火上越则不得静而卧，乃动而喘也。**喘咳者，是水气并阳明也**。土虚不能制水，则水邪泛溢，并于胃腑，气道不利，故为喘咳。**夜行则喘出于肾，淫气病肺，此下**

四条，言喘属气，病在阳也，阴受气于夜，主静，夜行则劳动，肾主阴气，故喘出于肾，阴伤阳胜，故病肺。有所堕恐，喘出于肝，淫气害脾。堕恐者，伤筋损血，故喘出于肝，木淫乘土，故害脾也。有所惊恐，喘出于肺，淫气伤心。惊恐则神气散乱，肺藏气，故喘出于肺，心藏神，故淫气伤之。度水跌仆，喘出于肾与骨。水气通于肾，跌仆伤于骨，故喘出焉。

愚按：《内经》论喘，其因众多，究不越于火逆上而气不降也。挟虚者亦有数条，非子母情牵，即仇雠肆虐，害乎肺金之气，使天道不能下济，而光明者孰非火之咎耶？虽然火则一而虚实则分。丹溪曰：虚火可补，参芪之属；实火可泻，芩连之属。每见世俗一遇喘家，纯行破气，于太过者当矣，于不及者可乎？余尝论证，因虚而死者十九，因实而死者十一。治实者，攻之即效，无所难也；治虚者，补之未必即效，须悠久成功，其间转折进退，良非易也。故辨证不可不急，而辨喘证为尤急也。巢氏、严氏止言实热，独王海藏云：肺气果盛，则清肃下行，岂复为喘？皆以火烁真气，气衰而喘，所谓盛者，非肺气也，肺中之火也。斯言高出前古，惜乎但举其端，未能缕悉，请得而详之。气虚而火入于肺者，补气为先，六君子汤、补中益气汤。阴虚而火来乘金者，壮水为亟，六味地黄丸。风寒者解其邪，三拗汤、华盖散。湿气者利其水，渗湿汤。暑邪者涤其烦，白虎汤、香薷汤。肺热者清其上，二冬、二母、甘、桔、栀、芩。痰壅者消之，二陈汤。气郁者疏之，四七汤。饮停者吐之，吐之不愈，木防己汤主之。火实者清之，白虎汤加瓜蒌仁、枳壳、黄芩，神效。肺痈而喘，保金化毒，苡仁、甘草节、桔梗、贝母、防风、金银花、橘红、门冬。肺胀而喘，利水散邪，肺胀之状，咳而上气，喘而烦躁，目如脱状，脉浮大者，越婢加半夏汤；脉浮者，心下有水，小青龙汤加石膏主之。肾虚火不归经，导龙入海，八味丸主之。肾虚水邪泛滥，逐水下流，金匮肾气丸。别有哮证，似喘而非，呼吸有声，呀呷不已，良由痰火郁于内，风寒束其外；或因坐卧寒湿，或因酸咸过食，或因积火熏蒸，病根深久，难以卒除。避风寒，节厚味，禁用凉剂，恐风寒难解；禁用热剂，恐痰火易升。理气疏风，勿忘根本，为善治也，宜苏子、枳壳、桔梗、防风、半夏、瓜蒌、茯苓、甘草。如冬月风甚，加麻黄；夏月痰多，加石膏；挟寒者多用生姜。哮证发于冬初者，多先于八九月未寒之时，用大承气下其热，至冬寒时无热可包，此为妙法。

如上诸款，皆其大纲，若五脏六腑，七情六气，何在非致喘之由，须知举一隅即以三隅反，方不愧为明通，可以司人之命矣！

脉候

喘逆上气，脉数有热，不得卧者死。上气面浮肿，肩息，脉浮大者危。上气喘息低昂，脉滑，手足温者生；脉涩，四肢寒者死。右寸沉实而紧，为肺感寒邪，亦有六部俱伏者，宜发散，则热退而喘定。喘脉宜浮迟，不宜急疾。

医案

太学朱宁宇，在监时喘息多痰，可以坐不可以卧，可以俯不可以仰，惶急求治。余曰：两尺独大而软，为上盛下虚。遂以地黄丸一两，用桔梗三钱，枳壳二钱，甘草一钱，半夏一钱，煎汤送下，不数剂而安。

给谏黄健庵，中气大虚，发热自汗，喘急。余诊之，脉大而数，按之如无，此内有真寒，外见假热，当以理中汤冷饮。举家无主，不能信从，惟用清火化痰之剂，遂致不起。

方伯叶震瀛夫人，喘急痞闷，肌肤如灼，汗出如洗，目不得瞑。余诊之，六脉皆大，正所谓汗出如油，喘而不休，绝证见矣，辞不治，越三日而殁。

社友宋敬夫令爱，中气素虚，食少神倦，至春初忽然喘急闷绝，不知人，手足俱冷，咸谓立毙矣。余曰：气虚极而金不清肃，不能下行，非大剂温补，决无生理。遂以人参一两，干姜三钱，熟附子三钱，白术五钱，一服即苏。后服人参七斤余、姜附各二斤，遂全愈不复发。

社友孙芳其令爱，久嗽而喘，凡顺气化痰，清金降火之剂，几于遍尝，绝不取效。一日喘甚烦躁，余视其目则胀出，鼻则鼓扇，脉则浮而且大，肺胀无疑矣。遂以越婢加半夏汤投之，一剂而减，再剂而愈。余曰：今虽愈，未可恃也，当以参术补元，助养金气，使清肃下行，竟因循月许，终不调补，再发而不可救药矣。

文学顾明华，十年哮嗽，百药无功，诊其两寸数而涩。余曰：涩者，痰火风寒，久久盘据，根深蒂固矣。须补养月余，行吐下之法。半年之间，凡吐下十次，服补剂百余，遂愈。更以补中益气为丸，加鸡子、秋石，服年许，永不复发。

补中益气汤　见类中风。

六君子汤　见真中风。

六味丸　见类中风。

八味丸　见虚痨。

白虎汤　见伤寒。

金匮肾气丸　见水肿胀满。

香薷饮　见类中风。

二陈汤　见真中风。

三拗汤　治寒燠不常，暴嗽喘急，鼻塞痰壅。

麻黄_{不去节}　杏仁_{不去尖}　甘草_{不炙，各等分}

每服五钱，水一盏，姜五片，煎服取汗。

华盖散　治肺风痰喘。

麻黄去根节　紫苏子炒　杏仁炒，去皮尖　桑白皮炒　赤茯苓去皮　橘红各一钱　甘草五分

水一盅，姜五片，红枣一枚，煎一盅服。

渗湿汤　治湿伤，身重而喘。

苍术　白术　甘草炙，各一两　茯苓去皮　干姜炮，各二两　橘红　丁香各二钱半

每服四钱，水一盏，枣一枚，姜三片，煎七分服。

越婢加半夏汤

麻黄六两　石膏半斤　生姜三两　甘草一两　半夏半升　大枣十五枚

水六升，先煎麻黄去上沫，纳诸药，煮取三升，分温三服。

小青龙加石膏汤

麻黄　芍药　桂枝　细辛　甘草　干姜各三钱　五味子　半夏各半两　石膏二两

水一斗，先煮麻黄去上沫，纳诸药，煮取三升，强人服一升，羸者减之，日三服。

四七汤 见咳嗽。

加减泻白散

桑白皮—两 地骨皮 知母 陈皮去白 桔梗各
五钱 青皮去白 黄芩 炙甘草各三钱

每服五钱，水二盏，煎一盏，食后服。

木防己汤

木防己三两 石膏鸡子大一块 桂皮二两 人参四两

水六升，煮取二升，分温再服。

千缗汤 治喘急有风痰。

半夏七个，制熟 皂角去皮、弦 甘草炙，各一钱

水一碗，煮减半，顿服。

半夏丸 伤风痰喘，兀兀欲吐，恶心欲倒。

半夏—两 槟榔 雄黄各三钱

上为细末，姜汁浸，蒸饼为丸，桐子大，每服
五十丸，姜汤下。

定喘奇方 治稠痰壅盛，体肥而喘。

橘红二两，明矾五钱同炒香，去矾用 半夏—两五钱
杏仁麸炒，一两 瓜蒌仁去油，一两 甘草炙，七钱 黄
芩酒炒，五钱 皂角去皮、弦、子，烧存性，三钱

上为末，淡姜汤打蒸饼，糊为丸，绿豆大，每食后白汤下一钱，日二次，五日后下痰而愈。虚人每服七分。

《简易》黄丸子　清痰定喘及齁齁。

雄黄研细，水飞　雌黄研细，各三钱　山栀仁七枚　绿豆四十九粒　明砒二分，细研，并生用

上为末，稀糊丸，绿豆大，每服一二丸，薄荷细茶汤临卧服。

清金丹　治食积痰哮喘，遇厚味即发。

萝卜子淘净，蒸熟，晒干，为末，一两　猪牙皂角烧存性，三钱

上以生姜汁浸蒸饼丸，绿豆大，每服三五十丸，咽下。

水哮方

芫花为末　大水上浮萍滤过　大米粉

上三味，搜为粿，清水煮熟，恣意食之。

压掌散　治男妇哮喘。

麻黄去节，二钱五分　炙甘草二钱　白果五个，打碎

上水煎，临卧服。

卷之十

云间李中梓士材父著

庄升初旸父

陆光起永白父

顾行云路父

张大启鲁开父 　同参

门人　蒋起凤孟蕴父

李廷杰佐之父

范恒如九如父

徐化鳌神诸父

痹

行痹　痛痹　着痹

《内经》曰：风寒湿三气杂至，合而为痹也。痹者，闭也。风寒湿三气杂合，则壅闭经络、血气不行，则为痹也。其风气胜者为行痹；风者，善行而数变，故为行痹，行而不定，凡走注历节疼痛之类，俗名流火是也。寒气胜者为痛痹；

寒气凝结，阳气不行，故痛楚异甚，俗名痛风是也。**湿气胜者为着痹**。肢体重着不移，或为疼痛，或为不仁。湿从土化，病多发于肌肉，俗名麻木是也。**以冬遇此者为骨痹，以春遇此者为筋痹，以夏遇此者为脉痹，以至阴遇此者为肌痹，以秋遇此者为皮痹。凡风寒湿所为行痹、痛痹、着痹，又以所遇之时，所客之处，而命其名。非行痹、痛痹、着痹之外，别有骨痹、筋痹、脉痹、肌痹、皮痹也。**

骨痹不已，复感于邪，内舍于肾；筋痹不已，复感于邪，内舍于肝；脉痹不已，复感于邪，内舍于心；肌痹不已，复感于邪，内舍于脾；皮痹不已，复感于邪，内舍于肺。各以其时，重感于风寒湿也。舍者，邪入而居之。时者，气主之时，五脏各有所应也。病久不去，而后感于邪，气必更深，故内舍其合而入于脏。

肺痹者，烦满，喘而呕。肺在上焦，其脉循胃口，故为烦满，喘而呕也。**心痹者，脉不通，烦则心下鼓，暴上气而喘，嗌干善噫，厥气上则恐。**心合脉而痹气居之，故脉不通。心脉起于心中，其支者上挟咽，其直者却上肺，故其病如此。厥气，阴气也。心火衰则邪乘之，故神怯而恐。**肝痹者，夜卧则惊，多饮，数小便，上为引如怀。**肝藏魂，肝气痹则魂不安，故夜卧则惊。肝脉下者过阴器，抵少腹，上者循喉咙之后，上入颃颡，故为病如此。**肾痹者，善胀，尻以代踵，脊以代头。**肾者，胃之关。肾气痹则阴邪乘胃，故善胀。尻以代踵，足挛不能伸也，脊以代头，身偻不能直也。肾脉入跟中，上腨内，出腘内廉，贯脊属肾。故为是病。**脾痹者，四肢懈惰，发咳，呕汁，上为大塞。**脾主四肢，故为懈惰。其脉属脾络胃，上膈挟咽，气痹不行，故发咳呕汁，甚则上焦痞隔，为大塞不通也。**肠痹者，数饮而出不得，中气喘争，时发飧泄。**肠者兼大小肠而言，肠间病痹，则下焦之气不化，故虽数饮，而小便不得出。小便不出，则本末俱病，故与中气喘争，盖其清浊不分，故时发飧泄。**胞痹者，少腹膀胱按之内痛，若沃以汤，涩于小便，上为清涕。**胞者，膀胱之脬也，膀胱气闭，故按之内痛，水闭则蓄而为热，故若沃以汤，涩于小便也。膀胱之脉，从巅入络脑，故上为清涕。

愚按：《内经》论痹，四时之令，皆能为邪，五脏之气，各能受病，六气之中，风寒湿居其半，即其曰杂至，曰合，则知非偏受一气可以致痹。又曰：风胜为行痹，寒胜为痛痹，湿胜为着痹。即其下一胜字，则知但分邪有轻重，未尝非三气杂合为病也。皮、肉、筋、骨、脉，各有五脏之合，初病在外，久而不去，则各因其合而内舍于脏。在外者祛之犹易，入脏者攻之实难；治外者散邪为亟，治脏者养正为先。治行痹者散风为主，御寒利湿，仍不可废，大抵参以补血之剂，盖治风先治血，血行风自灭也。治痛痹者，散寒为主，疏风燥湿，仍不可缺，大抵参以补火之剂，非大辛大温，不能释其凝寒之害也。治着痹者，利湿为主，祛风解寒，亦不可缺，大抵参以补脾补气之剂，盖土强可以胜湿，而气足自无顽麻也。提其大纲，约略如此，分条治法，别列于下。

筋痹，即风痹也。游行不定，上下左右，随其虚邪，与血气相搏，聚于关节，或赤或肿，筋脉弛纵，古称走注，今名流火。防风汤主之，如意通圣散、桂心散、没药散、虎骨丸、十生丹、一粒金丹、乳香应痛丸。脉痹，即热痹也。脏腑移热，复遇外邪，客搏经络，留而不行，故兼瘾痹。肌肉热极，唇口反裂，皮肤色变，升麻汤主之。肌痹，即着痹，湿痹也。留而不移，汗多，四肢缓弱，皮肤不仁，精神昏塞，今名麻木，神效黄芪汤主之。皮痹者，邪在皮毛，瘾疹风疮，搔之不痛，宜疏风养血。骨痹，即寒痹、痛痹也，痛苦切心，四肢牵急，关节浮肿，五积散主之。肠痹者，五苓散加桑皮、木通、麦门冬。胞痹者，肾着汤、肾沥汤。五脏痹，五痹汤。肝痹加枣仁、柴胡；心痹加远志、茯神、麦门冬、犀角；脾痹加厚朴、枳实、砂仁、神曲；肺痹加半夏、紫菀、杏仁、麻黄；肾痹加独活、官桂、杜仲、牛膝、黄芪、草薢。

脉候

大而涩为痹。脉急亦为痹。肺脉微为肺痹，心脉微为心痹。右寸沉而迟涩为皮痹，左寸结不流利为血痹，右关脉举按皆无力而涩为肉痹，左关弦紧而数，浮沉有力为筋痹。

医案

文学陆文湖，两足麻木，自服活血之剂不效，改服攻痰之剂又不效，经半载后，两手亦麻，左胁下有尺许不知痛痒。余曰：此经所谓着痹也。六脉大而无力，气血皆损，用神效黄芪汤，加茯苓、白术、当归、地黄，十剂后小有效，更用十全大补，五十余剂始安。

孝廉王春卿，久患流火，靡药弗尝，病势日迫，商之余曰，尚可疗否？余曰：经年之病，且痛伤元气，非大补气血不可。春卿曰：数月前曾服参少许，痛势大作，故不敢用。余曰：病有新久之不同，今大虚矣，而日从事于散风清火，清火则脾必败，散风则肺必伤。言之甚力，竟不能决，遂致不起。

盐贾叶作舟，遍体疼痛，尻髀皆肿，足膝挛急。余曰：此寒伤荣血，筋脉为之引急，《内经》所谓痛痹也。用乌药顺气散七剂而减，更加白术、桂枝，一月而愈。

防风汤

防风　当归酒洗　赤茯苓去皮　杏仁去皮尖，各一钱
黄芩　秦艽　葛根各二钱　羌活八分　桂枝　甘草各五分

水二盅，姜三片，煎七分，入好酒半盅，食远服。

如意通圣散 治走注疼痛。

当归_{去芦} 陈皮_{去白} 麻黄_{去节} 甘草_炙 川芎 御米壳_{去顶蒂膈} 丁香各等分

上用慢火炒令黄色，每服五钱，水二盅，煎一盅服。如腰脚痛，加虎骨、乳香、没药；心痛加乳香、良姜。此治痹痛之仙药也。

桂心散

桂心 漏芦 威灵仙 芍药 白芷 当归_{去芦} 木香 白僵蚕_炒 地龙_{炒，去土，各半两}

上为细末，每服二钱，温酒下。

没药散 治遍身百节走注疼痛。

没药_{二两，另研} 虎骨_{四两，醋炙}

上为细末，每服五钱，酒下，日再服。

小乌犀丸

乌犀角 干蝎_炒 白僵蚕_炒 地龙_{去土} 朱砂_{水飞} 天麻_煨 羌活_{去芦} 芍药 防风_{去芦} 甘菊花_{去蒂} 蔓荆子_{各一两} 干姜_炮 麝香_{另研} 牛黄_{另研，各半两} 虎

胫骨醋炙　败龟　白花蛇酒浸　天南星姜制　肉桂去粗皮　附子炮，去皮脐　海桐皮　木香忌火　人参去芦　当归去芦，各七钱半

上为细末，研匀，炼蜜丸，弹子大，每服一丸，温酒或薄荷汤送下。

虎骨丸

虎骨四两，醋炙　五灵脂醋淘，去沙　白僵蚕炒　地龙去土，炒　白胶香另研　威灵仙各一两　川乌头二两，炮　胡桃肉去衣，研，二两半

为末，酒糊丸，梧子大，每服十丸，空心酒下，日二服。

十生丹

天麻　防风去芦　羌活去芦　独活去芦　川乌　草乌去芦　何首乌　当归去芦　川芎　海桐皮各等分，俱生用

蜜丸，每丸重一钱，每服一丸，茶汤磨服。

一粒金丹

草乌头剉，炒　五灵脂各一两　地龙去土，炒　木鳖子去壳，各半两　白胶香一两，另研　当归去芦，各

一两　麝香一钱，另研　没药另研，一两　细墨锻　乳
香各半两

为末，糯米糊丸，桐子大，每服三丸，温酒下，
服药后微汗为效。

乳香应痛丸

乳香半两，另研　五灵脂　赤石脂各一两，研　草乌
头一两半，炒　没药五钱，另研

上为末，醋糊丸，鸡豆大，每服十五丸，空心
温酒送下，日二服。

升麻汤

升麻三钱　茯神去皮木　人参　防风　羚羊角镑
犀角镑　羌活各一钱　官桂三分

水二盅，煎八分，入竹沥半酒盅服。

神效黄芪汤

黄芪二钱　人参去芦　白芍药　炙甘草各一钱　蔓
荆子二分　陈皮去白，五分

水二盅，煎一盅，去渣，临卧服。小便涩加泽
泻；有热加酒炒黄柏；麻木虽有热，不用黄柏，再
加黄芪一钱；眼缩小去芍药。忌酒、醋、湿、面、

葱、蒜、韭及生、冷。

人参益气汤 治夏月麻木，倦怠嗜卧。

黄芪八钱 人参 生甘草各五钱 炙甘草二钱 五味子一百二十粒 芍药三钱 升麻二钱 柴胡二钱半

每服半两，水二盏，煎一盏，空心服。服后眠稳，于麻痹处按摩屈伸，午前又一服。

第二次药，煎服如前。

黄芪八钱 红花五分 陈皮一钱 泽泻五分

第三次服药。

黄芪六钱 黄柏一钱二分 陈皮三钱 泽泻 升麻各二钱 白芍药五钱 甘草生，四钱 五味子一百粒 生黄芩八钱 甘草炙，一分

分四服，煎服如前法。秋去五味子，冬去生黄芩。此方大效。

五积散 治感冒寒邪，头疼身痛，寒痹大痛，无问内伤生冷，外感寒邪皆效。

半夏汤洗七次 白芷 茯苓 当归 川芎 甘草炙 肉桂 芍药各三两 苍术泔浸，去皮，二十四两 厚朴去粗皮，姜制 干姜炮，各四两 枳壳去穰，麸炒 麻黄去根节

陈皮去白，各六两　桔梗去芦，十二两

每服四钱，水一盏，姜三片，葱白三根，煎七分，热服。挟气加吴茱萸，调经催生加艾、醋。

五苓散　见伤寒。

肾着汤　见腰痛。

肾沥汤

麦门冬去心　五加皮　犀角各一钱半　杜仲姜汁炒去丝　桔梗　赤芍药煨　木通各一钱　桑螵蛸一个

水一盏，入羊肾少许，煎八分，食前服。

五痹汤　治五脏痹。

人参　茯苓　当归酒洗　白芍药煨　川芎各一钱，肝、心、肾三痹当倍用之　五味子十五粒　白术一钱，脾痹倍之　细辛七分　甘草五分

水二盏，姜一片，煎八分，食远服。

痿

手足痿软而无力，百节缓纵而不收，证名曰痿。

经曰：肺热叶焦，则皮毛虚弱急薄，着则生痿

躄也。肺痿者，皮毛痿也。盖热乘肺金，在内则为叶焦，在外则为皮毛虚弱急薄。若热气留着不去，久而及于筋脉骨肉，则病生痿躄。躄者，足弱不能行也。**心气热则下脉厥而上，上则下脉虚，虚则生脉痿，枢折挈，胫纵而不任地也。**心痿者，脉痿也，心热则火炎，故三阴在下之脉，亦皆厥逆而上，上逆则下虚，乃生脉痿，四肢关节之处，如枢纽之折而不能提挈，足胫纵缓而不能任地也。**肝气热则胆泄口苦，筋膜干则筋急而挛，发为筋痿。**肝痿者，筋痿也。胆附于肝，肝热则胆泄，故口苦，筋膜受热，则血液干，故拘挛而为筋痿也。**脾气热则胃干而渴，肌肉不仁，发为肉痿。**脾痿者，肉痿也。脾与胃以膜相连，而开窍于口，故脾热则胃干而渴。脾主肌肉，热蓄于内，则精气耗伤，故肌肉不仁，发为肉痿。**肾气热则腰脊不举，骨枯而髓减，发为骨痿。**肾痿者，骨痿也。腰者，肾之府，其脉贯脊，其主骨髓，故肾热则见证如此。**肺者，脏之长也，为心之盖也，**此言五脏之痿，皆因肺热最高，故为脏长覆于心上，故为心盖。**有所失亡，所求不得，则发肺鸣，鸣则肺热叶焦，**失亡，不得，则悲哀动中而伤肺。气郁生火，故呼吸有声。发为肺鸣。金脏病则失其清肃之化，故热而叶焦。**五脏因肺热叶焦，发为痿躄。**肺主气以行营卫，为相傅以节制五脏，则一身皆治，故五脏之痿，皆因于肺。气热则五脏之阴皆不足，此痿躄所以生于肺也。五痿虽异，总名痿躄。**论痿者独取阳明何也？阳明者，五脏六腑之海，主润宗筋，宗筋主束骨而利机关也。**阳明者，胃也，主纳水谷，化精微以滋养表里，故为五脏六腑之海，而下润宗筋。宗筋者，前阴所聚之筋也，为诸筋之会。凡腰脊溪谷之筋，皆属于此，故主束骨而利机关也。**冲脉，经脉之海也，主渗灌溪谷，与阳明合于宗筋；**冲脉为十二经之海，故主渗灌溪谷。冲脉起于气街，并少阴之经，夹脐上行，阳明脉亦夹脐旁，去中行二寸下行，故皆会于宗筋。**阴阳总宗筋之会，会于气街，而阳明为之长，皆属于带脉而络于督脉。**宗筋聚于前阴，前阴者足之三阴、阳明、少阳，及冲、任、督、跷九脉之所会也。九者之中，阳明为脏腑之海，冲为经脉之海，此一阴一阳，总乎其间，故曰阴阳总宗筋之会也。会于气街者，气街为阳明之正脉，故阳明独为之长。带脉者，起于季胁，围身一周；督脉者，起于会阴，分三歧为任冲，而上行腹背，故诸经者皆联属于带脉，支络于督脉也。**故阳明虚则宗筋纵，带脉不引，故足痿不用也。**阳明虚则血气少，不能润养宗筋，故弛纵。宗筋纵，则带脉不能收引，故足痿不用，所以当治阳明也。

　　愚按：痿者，重疾也。故《内经》叠出诸篇，而前哲之集方论者，或附见于虚痨，或附见于风湿，大失经旨。赖丹溪特表而出之，惜乎言之未备也。经言病本虽五脏各有，而独重太阴肺经；经言治法，虽诸经各调，而独重阳明胃经；此其说何居乎？肺金体燥，居上而主气化，以行令于一身，畏火者也。五脏之热火熏蒸，则金被克，而肺热叶焦，故致疾有五脏之殊。而手太阴之地未有不伤者也。胃土体湿，居中而受水谷，以灌溉于四肢，畏木者也。肺金之受邪失正，则木无制而侮其所胜，故治法有五脏之分，而足阳明之地，未有或遗者也。夫既曰肺伤，则治之亦宜在肺矣，而岐伯独取阳明，又何也？《灵枢》所谓真气所受于天，与谷气并而充身，阳明虚则五脏无所禀，不能行血气，濡筋骨，利关节，故百体中随其不得受水谷处，不用而为痿，不独取阳明而何取哉？丹溪所以云：泻南方则肺金清，而东方不实，何胃伤之有？补北方则心火降，而西方不虚，何肺热之有？斯言当矣。若胃虚减食者，当以芳香辛温之剂治之；若拘于泻南之说，则胃愈伤矣。藿香养胃汤诚能本此施治，其于痿也，思过半矣。至于七情六淫，挟有多端，临病制方，非笔舌所能罄耳。

治法

心气热则脉痿，铁粉、银箔、黄连、苦参、龙胆草、石蜜、牛黄、龙齿、秦艽、白鲜皮、牡丹皮、地骨皮、雷丸、犀角之属。肝气热则筋痿，生地黄、天门冬、百合、紫葳、白蒺藜、杜仲、萆薢、菟丝子、川牛膝、防风、黄芩、黄连之属。脾气热则肉痿，二术、二陈、霞天膏之属。肾气热则骨痿，金刚丸、牛膝丸、加味四斤丸、煨肾丸。肺热痿，黄芪、天麦门冬、石斛、百合、山药、犀角、通草、桔梗、枯芩、山栀、杏仁、秦艽之属。挟湿热，健步丸加黄柏、苍术、黄芩或清燥汤。湿痰，二陈、二妙、竹沥、姜汁。血虚，四物汤、二妙散、补阴丸。气虚，四君子汤合二妙散。气血俱虚，十全大补汤。食积，木香槟榔丸。死血，桃仁、红花、蓬术、穿山甲、四物汤。实而有积，三化汤、承气汤，下数十遍而愈。肾肝下虚，补益肝肾丸、神龟滋阴丸、补益丸、虎潜丸。

医案

太学朱修之，八年痿废，更医累百，毫末无功。一日读余《颐生微论》，千里相招。余诊之，六脉有力，饮食若常，此实热内蒸，心阳独亢，证名脉痿。用承气汤，下六七行，左足便能伸缩。再用大承气，又下十余行，手中可以持物。更用黄连、黄芩各一斤，酒蒸大黄八两，蜜丸，日服四钱，以人参汤送。一月之内，去积滞不可胜数，四肢皆能展舒。余曰：今积滞尽矣，煎三才膏十斤与之，服毕而应酬如故。修之家世金陵，嗣后遂如骨肉，岁时通问馈遗，越十载不懈。

崇明文学倪君俦，四年不能起于床，延余航海治之，简其平日所服，寒凉者十六，补肝肾者十三，诊其脉大而无力，此营卫交虚。以十全大补加秦艽、熟附各一钱，朝服之；夕用八味丸加牛膝、杜仲、远志、萆薢、虎骨、龟板、黄柏，温酒送七钱，凡三月而机关利。

藿香养胃汤　治胃虚不实，筋无所养而成痿。

藿香　白术炒透　人参　茯苓　苡仁　半夏曲　乌药　神曲炒　缩砂炒，各一钱半　荜澄茄　甘草炒，各一钱

水二盅，生姜五片，枣二枚，煎一盅服。

二陈汤　见真中风。

霞天膏　即倒仓法，见积聚。

清燥汤　见类中风。

金刚丸　治肾虚，精败骨痿。

萆薢　杜仲炒，去丝　肉苁蓉酒浸　菟丝子酒浸，各等分

上为末，酒煮猪腰子和丸，梧子大，每服五钱，空心温酒送下。

牛膝丸　治肾肝虚，骨痿筋弱。

牛膝酒浸　萆薢　杜仲炒，去丝　白蒺藜　防风　菟丝子酒浸　肉苁蓉酒浸，等分　官桂减半

制服同金刚丸。

加味四斤丸　治肾肝虚，筋骨痿。

肉苁蓉_{酒浸}　牛膝_{酒浸}　天麻　木瓜　鹿茸_{去毛，}
_{切，酥焙}　熟地黄　五味子_{酒浸}　菟丝子_{酒浸，另研，各}
_{等分}

上为末，蜜丸，梧子大，每服五钱，空心酒下。

煨肾丸　治肝脾肾伤，宜缓中消谷益精。

牛膝　萆薢　杜仲_{炒去丝}　白蒺藜　防风　菟丝
子_{酒浸}　肉苁蓉_{酒浸}　胡芦巴　补骨脂_{酒炒，等分}　肉
桂_{减半}

上为末，将猪腰子制同食法，和蜜杵丸，梧子
大，每服五钱，空心酒送，治腰痛甚效。

健步丸

羌活　柴胡_{各五钱}　防风_{三钱}　川乌_{一钱}　滑石
_{炒，五钱}　泽泻_{三钱}　防己_{酒洗，一两}　苦参_{酒洗，一钱}
肉桂　甘草_炙　瓜蒌根_{酒制，各五钱}

上为末，酒糊丸，梧子大，每服二钱，煎愈风
汤_{见中风}。空心送下。

虎潜丸

龟板　黄柏_{各四两}　知母　熟地黄_{各二钱}　牛膝_三

两半 芍药一两半 锁阳 虎骨酥炙 当归各一两 陈皮七钱半 干姜半两

为末，酒糊丸，加附子更妙。

补阴丸

黄柏 知母俱盐酒拌炒 熟地黄 败龟板酥炙 白芍药煨 陈皮 牛膝酒浸，各二两 虎胫骨酥炙 锁阳酒浸，酥炙 当归酒洗，各一两半 冬加干姜五钱

上为末，酒煮羯羊肉为丸，盐汤下。

四物汤 四君子汤 三化汤 见真中风。

十全大补汤 见虚痨。

大小承气汤 见伤寒。

补益肾肝丸

柴胡 羌活 生地黄 苦参炒 防己炒，各五分 附子炮 肉桂各一钱 当归二钱

上细末，熟水丸如芡实大，每服四钱，温水送下。

神龟滋阴丸 治足废，名曰痿厥。

龟板四两，酒炙 黄柏炒 知母炒，各二两 枸杞子 五味子 锁阳各一两 干姜半两

为末，猪脊髓为丸，梧子大，每服五钱。

补益丸

白术二两　生地酒浸，一两半　龟板酒浸，炙　锁阳酒浸　归身酒浸　陈皮　杜仲　牛膝各一两　干姜七钱　黄柏炒　虎胫骨酒浸　茯苓各半两　五味子二钱　甘草炙，一钱　白芍药酒浸　菟丝子酒蒸，研如糊，入余药末，晒干，各一两

上末，紫河车为丸，每服五钱。

惊

经曰：东方青色，入通于肝，其病发惊骇。肝应东方，于卦为震，于象为风，风木多振动，故病为惊骇。又曰：足阳明之脉病，恶人与火，闻木音则惕然而惊者，土恶木也。阳明多气多血，血气壅则易热，热则恶火，阳明气厥，则为忧惊，故恶人之烦扰也。

愚按：外有危险，触之而惊，心胆强者，不能为害；心胆怯者，触而易惊。气郁生涎，涎与气搏，变生诸证，或短气，或自汗，并温胆汤，呕则以人参代

竹茹。眠多异梦，随即惊觉，温胆汤加枣仁、莲子，以金银煎下，或镇心丹、远志丸、妙香散、琥珀养心丹、定志丸。卧多惊魇，口中有声，珍珠母丸、独活汤。外物卒惊，宜行镇重，密陀僧细末，茶调一钱，或黄连安神丸。或热郁生痰，寒水石散。或气郁生痰，加味四七汤。丹溪曰：惊则神出于舍，舍空得液，痰涎永系于胞络之间，控涎丹加辰砂、远志。

脉候

寸口脉动为惊。惊者其脉止而复来。其人目睛不转，不能呼气。

温胆汤 治心胆虚怯，触事易惊，或梦寐不祥，心惊胆慑，气郁生涎，或短气，或自汗。

半夏汤洗 枳实 竹茹各一两 橘皮一两半，去白甘草炙，四钱 白茯苓七钱

每服五钱，水一盏，姜七片，枣一枚，煎服。

镇心丸 治心血不足，怔忡多梦，如堕崖谷。

酸枣仁炒，二钱半 车前子去土 白茯苓去皮 麦门冬去心 五味子 茯神去木 肉桂各一两二钱半 熟

地黄酒浸，蒸　龙齿　天门冬去心　远志甘草水煮，去心
山药姜制，各一两半　人参　朱砂水飞为衣，各半两

上为末，蜜丸，梧子大，每服三钱，空心米
汤下。

远志丸

远志去心，姜汁淹　石菖蒲各五钱　茯神　茯
苓　人参　龙齿各一两

为末，蜜丸，梧子大，辰砂为衣，熟水送三钱。

妙香散　见心腹诸痛。

琥珀养心丹　治心跳善惊。

琥珀另研，二钱　龙齿煅，另研，一两　远志甘草汤
煮，去木　石菖蒲　茯神　人参　酸枣仁炒，各五钱
当归　生地黄各七钱　黄连三钱　柏子仁五钱　朱砂另
研，三钱　牛黄另研，一钱

上为末，猪心血丸，黍米大，金箔为衣，灯心
汤送五钱。

定志丸

菖蒲炒　远志去心，各二两　茯神　人参各三钱

为末，蜜丸，梧子大，朱砂为衣，米饮下三钱。

珍珠母丸　治肝虚受风，卧若惊状。

珠母研细，七钱五分　当归　熟地黄各一两半　人参
酸枣仁　柏子仁　犀角　茯苓各一两　沉香　龙齿各
半钱

上为末，炼蜜丸，桐子大，辰砂为衣。每服三
钱，金银薄荷汤下。

黄连安神丸　治心乱烦热，胸中气乱，兀兀欲
吐，膈上伏热。

朱砂一钱，水飞　黄连酒炒，一钱半　甘草炙，五分
生地黄　当归头各一钱

上为细末，蒸饼丸，黄米大，每服十丸，津下。

独活汤

独活　羌活　人参　前胡　细辛　半夏　五味子
沙参　白茯苓　酸枣仁炒　甘草各一两

上为末，每服四钱，水一盏，姜三片，乌梅半
个，煎七分服。

寒水石散

寒水石煅　滑石水飞，各一两　生甘草二钱半

为末，每服二钱，姜枣汤下。

加味四七汤

半夏姜制，二钱五分　厚朴姜制　茯苓去皮，各一钱半　苏叶　茯神各一钱　远志去心　菖蒲　甘草各半钱

水二盅，姜三片，红枣一枚，煎一盅服。

控涎丹

甘遂去心　紫大戟去皮　白芥子各等分

上为末，煮糊丸，桐子大，临卧淡姜汤下七丸。

悸

心忪也，筑筑然跳动也。

经曰：心痹者，脉不通，烦则心下鼓。闭而不通，病热郁而为涎，涎成则烦，心下鼓动。鼓者，跳动如击鼓也，五痹汤加茯神、远志、半夏。

愚按：经文及《原病式》云：水衰火旺，心胸躁动，天王补心丹主之。《伤寒论》曰：心为火而恶水，水停心下，筑筑然跳动不能自安，半夏麻黄丸、茯苓饮子。亦有汗吐下后，正气虚而悸不得卧者，温胆汤。丹溪责之虚与痰，辰砂远志丸，有饮者控涎丹。症状

不齐，总不外于心伤而火动，火郁而生涎也。若夫虚实之分，气血之辨，痰与饮，寒与热，外伤天邪，内伤情志，是在临证者详之。

五痹汤　见痹。

控涎丹　**温胆汤**　俱见惊。

天王补心丹　壮水补心，清热化痰，定惊悸。

人参五钱　当归酒浸　五味子　麦门冬去心　天门冬去心　柏子仁　酸枣仁各一两　白茯苓　玄参　丹参　桔梗　远志各五钱　生地黄四两　黄连酒洗，炒，二两

为末，蜜丸，桐子大，朱砂为衣，每服三钱，灯心、竹叶煎汤送下。

半夏麻黄丸

半夏　麻黄各等分

为末，蜜丸，桐子大，每服一钱，日三服。

茯苓饮子　治痰饮伏于心胃，悸动不已。

赤茯苓去皮　熟半夏　白茯神去木　麦门冬去心　橘红各二钱　槟榔　沉香忌火　甘草炙，各一钱二分

水二盅，姜三片，煎八分，食远服。

辰砂远志丸 安心神，化风痰。

石菖蒲_{去毛} 远志_{去心} 人参 茯神_{去木} 辰砂_各半两 川芎 山药 铁粉 麦门冬_{去心} 细辛 天麻 半夏曲 南星_{炒黄} 白附子_{生，各一两}

为末，生姜五两，取汁，入水煮糊丸，如绿豆大，别以朱砂为衣，每服一钱，临卧姜汤服。

恐

经曰：在脏为肾，在志为恐。又云：精气并于肾则恐。恐者，肾之情志，下章之言他脏者，亦莫不系于肾也。肝藏血，血不足则恐。肝者，肾之子也，水强则胆壮，水薄则血虚而为恐矣。胃为恐。胃属土，肾属水，上邪伤水，则为恐也。心怵惕思虑则伤神，神伤则恐惧自失。心藏神，神伤则心怯，所以恐惧自失，火伤畏水之故。

按：经文论恐，有肾、肝、心、胃四脏之分。而肝胆于肾，乙癸同源者也；胃之于肾，侮所不胜者也；心之于肾，畏其所胜者也。故恐之一证，属肾之本志，而旁及于他脏，治法则有别焉。治肾伤者，宜味厚，枸杞、远志、地黄、山茱萸、茯苓、牛膝、杜仲之属。治肝胆者，宜养阴，枣仁、山茱萸、牡丹皮、白芍药、甘草、龙齿之属。治阳明者，壮其气，四君子汤倍用茯苓。治心君者，镇其神，朱砂、琥珀、金银箔、犀角、龙齿之属。

人参散　治肝肾虚而多恐，不能独卧。

人参　枳壳　五味子　桂心　甘菊花　茯神山茱萸　枸杞子各七钱半　柏子仁　熟地黄各一两

上为细末，每服二钱，温酒调下。

茯苓散　治胆胃不足，心神恐怯。

茯苓一两　远志　防风　细辛　白术　前胡　人参桂心　熟地黄　甘菊花各七钱半　枳壳半两

上为粗末，每服三钱，水一盏，姜三片，煎至六分，温服。

补胆防风汤　治胆虚，目暗眩冒，梦见闻讼，恐惧而色变。

防风一钱　人参七分　细辛　芎䓖　甘草　茯神独活　前胡各八分

为末，每服四钱，水盏半，枣二枚，煎八分服。

医案

一儒者久困场屋，吐衄盈盆，尪羸骨立，梦斗争恐怖，遇劳即发，补心安神，投之漠如。一日读《素问》，乃知魂藏于肝，肝藏血，作文苦，衄血多，则魂失养，故交睫即魇，非峻补不可。而草木力薄，以酒溶鹿角胶，空腹饮之，五日而安卧，一月而神宁。鹿角峻补精血，血旺神自安也。

健　忘

经曰：上气不足，下气有余，肠胃实而心气虚，虚则营卫留于下，久之不以时上，故善忘也。上气者，心家之清气也；下气者，肠胃之浊气也。营卫留于下，则肾中之精气，不能时时上交于心，故健忘。肾盛怒而不止则伤志，志伤则喜忘其前言。怒本肝之志，而亦伤肾者，肝肾为子母，气相通也。肾藏志，志伤则意失，而善忘其前言也。血并于下，气并于上，乱而喜忘。血并于下，则无以养其心，气并于上，则无以充其肾。水下火上，坎离不交，乱其揆度，故喜忘也。

愚按:《内经》之原健忘,俱责之心肾不交,心不下交于肾,浊火乱其神明,肾不上交于心,精气伏而不用。火居上则因而为痰,水居下则因而生躁。扰扰纭纭,昏而不宁,故补肾而使之时上,养心而使之善下,则神气清明,志意常治,而何健忘之有?

治法

思虑过度,归脾汤。精神衰倦,人参养荣汤、宁志膏。痰迷心窍,导痰汤送寿星丸。心肾不交,朱雀丸。

归脾汤 治思虑伤心脾,健忘怔忡。

人参 茯神 龙眼肉 黄芪 酸枣仁炒,研 白术各二钱半 当归 远志各一钱 木香 甘草各三分

水二盅,姜五片,红枣一枚,煎一盅服。

人参养荣汤 见虚痨。

导痰汤 见痰饮。

宁志膏

人参　酸枣仁各一两　辰砂五钱　乳香二钱半

为末，蜜丸，弹子大，每服一丸，薄荷汤送下。

寿星丸

南星一斤，掘坑深二尺，炭五斤，坑内烧红，扫净，酒浇，南星下坑，急盖密一宿，焙　琥珀四两，另研　朱砂一两，水飞，一半为衣

猪心血三个，生姜汁打面糊丸，如梧子大，每服三钱，人参汤空心送下，日三服。

朱雀丸

沉香一两　茯神四两

为末，蜜丸，小豆大，每服三十丸，人参汤下。

不得卧

经曰：卫气不得入于阴，常留于阳，留于阳则阳气满，阳气满则阳跷盛，不得入于阴，则阴气虚，故目不瞑矣。行阳则寤，行阴则寐，此其常也。失其常，则不得静而藏魂，所以目不得瞑也。胃者，六腑之海，其气下

行，阳明逆不得从其道，故不卧下。经曰：胃不和
则卧不安。此之谓也。嚏从阳而主上，寐从阴而主下，胃气
上逆，则壅于肺而息有音，不得从其阴降之道，故卧不安也。又
曰：卧则喘者，水气之客也。夫水者，循津液而流，
肾者水脏，主津液，主卧与喘也。卧则喘者，亦不得卧
也。水病者，其本在肾，其末在肺，故为不得卧，卧则喘者，标
本俱病也。

愚按：《内经》及前哲诸论详考之，而知不寐之
故，大约有五：一曰气虚，六君子汤加酸枣仁、黄芪。一
曰阴虚，血少心烦，酸枣仁一两、生地黄五钱、米二合，煮粥
食之。一曰痰滞，温胆汤加南星、酸枣仁、雄黄末。一曰水
停，轻者六君子汤加菖蒲、远志、苍术，重者控涎丹。一曰胃
不和，橘红、甘草、石斛、茯苓、半夏、神曲、山楂之类。大
端虽五，虚实寒热，互有不齐，神而明之，存乎其
人耳！

六君子汤　见真中风。

温胆汤　控涎丹　俱见惊。

酸枣汤　治虚痨，虚烦不得眠。

酸枣仁一两　甘草一钱　知母　茯苓　芎𦶇各二钱

水二盅，煎八分服。

鳖甲丸 治四肢无力，胆虚不眠。

鳖甲 酸枣仁 羌活 牛膝 黄芪 人参 五味子各等分

为末，蜜丸，梧子大，每服三钱，温酒送下。

羌活胜湿汤 治卧而多惊，邪在少阳、厥阴。

羌活 独活 藁本 防风各一钱 蔓荆子三钱 川芎二分 甘草炙，五分

水二盅，煎一盅，食后服。

不能食

东垣云：胃中元气盛，则能食而不伤，过时而不饥；脾胃俱旺，能食而肥；脾胃俱虚，不能食而瘦。由是言之，则不能食皆作虚论。若伤食恶食，心下痞满，自有治法，不在此例。罗谦甫云：脾胃弱而食少，不可克伐，补之自然能食。许学士云：不能食者，不可全作脾治，肾气虚弱，不能消化饮食，譬之釜中水谷，下无火力，其何能熟？严用和云：房劳过度，真阳

衰弱，不能上蒸脾土，中州不运，以致饮食不进。或胀满痞塞，或滞痛不消，须知补肾。肾气若壮，丹田火盛，上蒸脾土，脾土温和，中焦自治，膈开能食矣。

愚按：脾胃者，具坤顺之德，而有乾健之运，故坤德或惭，补土以培其卑监；乾健稍弛，益火以助其转运。故东垣、谦甫以补土立言，学士用和以壮火垂训，盖有见乎土强则出纳自如，火强则转输不息。火者，土之母也，虚则补其母，治病之常经。每见世俗，一遇不能食者，便投香、砂、枳、朴、曲、卜、楂、芽，甚而用黄连、山栀，以为开胃良方，而夭枉者多矣。不知此皆实则泻子之法，为脾胃间有积滞，有实火，元气未衰，邪气方张者设也。虚而伐之，则愈虚；虚而寒之，遏真火生化之元，有不败其气而绝其谷乎？且误以参术为滞闷之品，畏之如砒鸩，独不闻经云：虚者补之。又云：塞因塞用乎？又不闻东垣云：脾胃之气，实则枳实、黄连泻之，虚则白术、陈皮补之乎？故不能食皆属脾虚，四君子汤、补中益气汤。补之不效，当补其母，八味地黄丸、二神丸。挟痰宜化，六君子汤。挟郁宜开，育气汤。仇木宜安，异功散加木香、沉香。子金宜顾，肺金虚则盗窃土母之气以自救，而脾益虚，甘、桔、参、苓之属。夫脾为五脏之母，土为万物之根，安谷则昌，绝谷则亡，关乎人者至为切亟，慎毋少忽！

医案

文学倪念岚，累劳积郁，胸膈饱闷，不能饮食，服消食之剂不效，改而理气，又改而行痰，又改而开郁，又改而清火，半载之间，药百余剂，而病势日增，始来求治于余。余先简其方案，次诊其六脉，喟然叹曰：脉大而软，两尺如丝，明是火衰不能生土，反以伐气寒凉投之，何异于人既入井，而又下石乎？遂以六君子汤加益智、干姜、肉桂各一钱，十剂而少苏。然食甚少也，余劝以加附子一钱，兼用八味丸调补，凡百余日而复其居处之常。

新安程幼安，食少腹闷，食粥者久之。偶食蒸饼，遂发热作渴，头痛呕逆，或以伤寒治之，或以化食破气之药投之，俱不效，势甚危迫。余诊之，谓其兄季涵曰：脉无停滞之象，按之软且涩，是脾土大虚之证也，法当以参术理之。众皆不然，予曰：病势已亟，岂容再误？遂以四君子汤加沉香、炮姜与之，数剂而减，一月而安。

和中丸 开胃进食。

人参　白术_{各三两}　干姜　甘草　陈皮　木瓜_去
瓤，各一两

为末，水丸，白汤送三钱。

七珍散 开胃养气，补脾进食。

人参　白术_{酒炒，各一两半}　黄芪_{蜜炙}　白茯苓
陈黄米_{炒焦黑}　砂仁_{炒，各一两}　甘草_{姜汁炒，五钱}

为末，每服三钱，姜枣汤送。

二神丸 破故纸补肾为癸水，肉豆蔻补脾为戊土，戊癸化火，进食妙方。

破故纸_{炒，四两}　肉豆蔻_{生，二两}

为末，肥枣四十九枚，生姜四两，切片同煮烂。去姜取枣，剥皮核，研膏为丸，桐子大。每服三钱，盐汤下。

育气汤

木香　丁香　藿香　人参　白术　茯苓　砂仁
白豆蔻　荜澄茄　炙甘草各半两　山药一两　橘红
青皮去白，各二钱半　白檀香半两

为末，每服二钱，木瓜汤调下。

资生丸

白术泔浸，土蒸九次，晒九次，切片炒黄，三两　人参
去芦，饭上蒸熟，三两　茯苓去皮，飞去筋，乳拌，饭上蒸，
晒干，一两五钱　橘红　山楂肉蒸　神曲炒，各二两　川
黄连姜汁炒枯　白豆蔻　泽泻去毛，炒，各三钱　桔梗炒
藿香洗　甘草蜜炙，各五钱　白扁豆炒，去壳　莲肉去心，
各一两　薏苡仁淘，炒，三两　山药炒　麦芽炒　芡实
炒，各一两五钱

为末，蜜丸，每丸二钱，每服一丸，淡姜汤
磨服。

汗

睡则汗出，醒则倏收，曰盗汗。不分寤寐，不因劳动，自然

汗出，曰自汗。

经云：阳气有余，为身热无汗，阴气有余，为多汗身寒。阳有余者阴不足，故身热无汗；阴有余者阳不足，故多汗身寒，以汗本属阴也。饮食饱甚，汗出于胃；惊而夺精，汗出于心；持重远行，汗出于肾；疾走恐惧，汗出于肝；摇体劳苦，汗出于脾。血之与气，异名同类，故夺血者无汗，夺汗者无血。血与汗同，夺则重伤其阴，主死。夺者，迫之使出。肾病者，寝汗憎风。肾伤则阴虚，故寝而盗汗出也。

愚按：心之所藏，在内者为血，在外者为汗。汗者，心之液也。而肾主五液，故汗证未有不由心肾虚而得者。心阳虚不能卫外而为固，则外伤而自汗；肾阴衰不能内营而退藏，则内伤而盗汗。然二者之汗，各有冷热之分，因寒气乘阳虚而发者，所出之汗必冷，因热气乘阴虚而发者，所出之汗必热。虽然热火过极，亢则害，承乃制，反兼胜己之化，而为冷者有之，此又不可不察也。至夫肺虚者，固其皮毛，黄芪六一汤、玉屏风散。脾虚者，壮其中气，补中益气汤、四君子汤。心虚者，益其血脉，当归六黄汤。肝虚者，禁其疏泄，白芍、枣仁、乌梅。肾虚者，助其封藏，五味、山茱萸、龙骨、地骨皮、牡蛎、远志、五倍子、何首乌。五脏之内，更有宜温、宜清、宜润、宜燥，岂容胶一定之法，以应无穷之变乎？

脉候

肺脉软而散者，当病灌汗。肺脉缓甚为多汗。尺涩脉滑谓之多汗。尺肤涩而尺脉滑，主阴伤也。若汗出如胶之黏，如珠之凝，或淋漓如雨，揩试不逮者难治。

黄芪建中汤 治血气虚而自汗。

黄芪 桂各一钱半 白芍药三钱 甘草一钱

水二盅，煨姜五片，枣二枚，煎一盅，入稠饴一大匙，再煎一沸服。旧有微溏或呕者，不用饴。

芪附汤 治气虚阳弱，自汗体倦。

黄芪去芦，蜜炙 附子炮，去皮脐，等分

每服四钱，水一盅，姜十片，煎八分服。

参附汤

人参三钱 附子炮，去皮脐，一钱

水一盅，姜三片，煎六分服。

黄芪六一汤

黄芪六两，去芦，蜜炙　甘草一两，炙

每服五钱，水一盏，枣一枚，煎七分服。

玉屏风散

防风　黄芪各一两　白术二两

每服三钱，水一盏，姜三片，煎六分服。

白术散　治虚风多汗少气，不治将成消渴。

牡蛎煅，三钱　白术一两二钱半　防风二两半

为末，每服一钱，温水调下。

安胃汤　治汗出日久，虚风痿痹。

黄连去须　五味子　乌梅肉　生甘草各五分　熟甘草三分　升麻梢二分

水二杯，煎一杯服。

正元散　治下元虚冷，自汗厥逆，呕吐痛泻。

红豆炒　干姜炮　陈皮去白，各三钱　人参　白术　甘草炙　茯苓去皮，各二两　肉桂去粗皮　川乌炮，去皮，各半两　附子炮，去皮尖　山药姜汁浸，炒　川芎　乌药去木　干葛各一两　黄芪炙，一两半

为细末，每服三钱，水一盏，姜三片，枣一枚，

盐少许，煎七分，食前服。

牡蛎散　治自汗盗汗。

黄芪　麻黄根　牡蛎煅，研，各等分

每服三钱，水一杯，小麦一百粒，煎六分服。

大补黄芪汤

黄芪蜜炙　防风　山茱萸　川芎　当归　白术炒　肉桂　甘草炙　五味子　人参各一两　白茯苓一两半　熟地黄二两　肉苁蓉酒浸，三两

每服五钱，水二盅，姜三片，枣二枚，煎八分服。

当归六黄汤　治盗汗之圣药

当归　生地黄　熟地黄　黄柏　黄芩　黄连各一钱　黄芪二钱

水二盅，煎一盅，临卧服。

盗汗良方

麻黄根　牡蛎煅，为粉，各三两　黄芪　人参各二两　龙骨打碎　地骨皮各四两　大枣七枚

水六盅，煎二盅半，分六服，一日饮尽。

茯苓汤　治虚汗盗汗。

白茯苓去皮及膜，研细末

每服二钱，煎乌梅陈艾汤调服。

柏子仁丸

柏子仁　半夏曲各二两　牡蛎煅，醋淬七次，焙

人参　麻黄根微炙去汗　白术　五味子各一两　净麸炒，
半两

为末，枣肉丸，梧子大，空心米饮下三钱。

止汗法　川郁金研细末，临卧以津调，涂乳上。

止汗红粉

麻黄根　牡蛎煅，各一两　赤石脂　龙骨各五钱

为细末，以绢包，扑于身上。

黄　疸

经曰：溺黄赤，安卧者，黄疸。《论疾诊尺》篇曰：
身痛，色微黄，齿垢黄，爪甲黄，黄疸也，溺黄赤，安卧，脉小
而涩，不嗜食。《正理论》谓其得之女劳也。已食如饥者，胃
疸。消谷善饥，胃有热也。《论疾诊尺》篇曰：脉小而涩，不嗜
食，寒也。治疸者须知寒热之别。目黄者，曰黄疸。目者，

宗脉所聚，诸经有热，上熏于目，故黄疸者目黄。

愚按：黄者，中央戊己之色，故黄疸多属太阴脾经。脾不能胜湿，复挟火热，则郁而生黄，譬之盦曲相似。以湿物而当暑月，又加覆盖，湿热相搏，其黄乃成。然湿与热又自有别，湿家之黄，色暗不明；热家之黄，色光而润。亦有脾肾虚寒，脉沉而细，身冷自汗，泻利溺白，此名阴黄。茵陈姜附汤、理中汤、八味丸。汗出染衣，色如柏汁，此名黄汗，黄芪汤、芪芍桂苦酒汤。挟表者，脉浮，汗之而愈，桂枝加黄芪汤。挟里者，腹胀，下之而安，大黄硝石汤。食伤有谷疸之名，茯苓茵陈栀子汤。酒伤有酒疸之治，葛花解醒汤加茵陈叶。若夫御女劳伤，则膀胱急而小便自利，微汗出而额上色黑，手足心热，发以薄暮，加味四君子汤、东垣肾疸汤。统言疸证，清热导湿，为之主方，茯苓渗湿汤。假令病久，脾衰胃薄，必以补中，参术健脾汤。

脉候

脉洪，泄利而渴者死。脉小，溺利不渴者生。

寸口近掌处无脉，口鼻冷者死。疽毒入腹，喘满者死。年壮气实，脉大易愈。老人气虚，脉微难瘥。

茯苓渗湿汤 清湿热，利小便。

茵陈七分 白茯苓六分 木猪苓 泽泻 白术 陈皮 苍术泔浸一宿，炒透 黄连各五分 山栀炒 秦艽 防己 葛根各四分

水二杯，煎七分，食前服。

加味四君子汤 治色疸及久疸不愈。

人参 白术 白茯苓 白芍药 黄芪炙 白扁豆炒，各二钱 甘草炙，一钱

水二盅，生姜五片，红枣二枚，煎一盅服。

肾疸汤 治女劳成疸。

升麻根半两 苍术一钱 防风根 独活根 白术 柴胡根 羌活根 葛根各五分 茯苓 猪苓 泽泻 甘草根各三分 黄柏二分 人参 神曲各六分

水二杯，煎一杯，食前服。

参术健脾汤 治久黄脾虚食少。

人参 白术各一钱五分 白茯苓 陈皮 白芍药煨 当归酒洗，各一钱 炙甘草七分

水二盅，枣二枚，煎八分服。色疸加黄芪、白扁豆。

茵陈姜附汤 治阴黄，脉沉微，小便利或泻。

附子炮，去皮脐，三钱 干姜炮，二钱 茵陈一钱
二分 草豆蔻煨，一钱 白术四分 枳实麸炒 半夏制
泽泻各五分 白茯苓 橘红各三分

水二盅，生姜五片，煎八分，待冷服。

蔓菁散 治阴黄汗染衣，涕唾黄。

蔓菁子

为细末，平旦以井华水服一匙，日再加至二匙，
以知为度。每夜小便中浸少许帛子，各书记日，色
渐白则瘥，不过服五升而愈。

霍 乱

经曰：太阴所至为中满，霍乱吐下。又曰：土
郁之发，民病呕吐，霍乱注下。此二条言受湿霍乱也。
宜五苓散、理中丸之类。岁土不及，风乃大行，民病霍
乱飧泄。此言风木胜土而为霍乱，宜桂苓白术散。热至则身
热，霍乱吐下。此言火热霍乱，宜香薷散。足太阴之别，

名曰公孙，去本节后一寸，别走阳明。其别者，入络肠胃，厥气上逆则霍乱。实则肠中切痛，虚则鼓胀，取之所别。清气在阴，浊气在阳，营气顺脉，卫气逆行，清浊相干，乱于肠胃，则为霍乱。此言厥气上逆，清浊不分，饮食不节，乃为霍乱。

愚按：霍乱者，挥霍变乱，起于仓卒。心腹大痛，呕吐泻利，憎寒壮热，头痛眩晕，先心痛则先吐，先腹痛则先泻，心腹俱痛，吐泻并作，甚者转筋入腹则毙。转筋者，以阳明养宗筋，属胃与大肠，吐下顿亡津液，宗筋失养，必致挛缩，甚则囊缩舌卷，为难治。阴阳反戾，清浊相干；阴阳痞隔，上下奔迫。须遵《内经》分温、热、风、暑、虚、实而为施治。

干霍乱者，心腹胀满搅痛，欲吐不吐，欲泻不泻，躁乱昏愦，俗名搅肠痧。此由脾土郁极，不得发越，以至火热内扰。不可过于攻，过攻则脾愈虚；不可过于热，过热则火愈炽；不可过于寒，过寒则火必捍格。须反佐以治，然后郁可开，火可散，古方用盐熬，调以童便，不独降火，兼能行血，极为稳妥。

霍乱多起于夏秋之间，皆外受暑热，内伤饮食所致。纵冬月患之，亦由夏月伏暑也。**转筋者，兼风木，**建中加木瓜柴胡汤。**厥冷唇青，兼寒气，**建中加附子干姜汤。**身热烦渴，气粗兼暑热，**桂苓白术散，或香薷散。**体重，骨节烦疼，兼湿化，**除湿汤。**风暑合病，**石膏理中汤。**暑湿相搏，**二香散。**多食寒冷，**六和汤倍藿香，煎熟调苏合丸。**情志郁结，**七气汤。**转筋逆冷，**吴茱萸汤，或通脉四逆汤。**邪在上者宜吐，虽已自吐利，仍当吐之，以提其气，**用极咸盐汤三碗，热饮一碗，指探令吐，不吐再服一碗，吐讫仍饮一碗，三吐乃止，此法极良。**吐利不止，元气耗散，病势危笃，或口渴喜冷，或恶寒逆冷，发热烦躁，欲去衣被，此阴盛格阳，不可以其喜冷，欲去衣被为热，**理中汤，甚者附子理中汤。不效，四逆汤。并宜冰冷与服。**霍乱已透，余吐余泻未止，腹有余痛，**宜一味报秋豆叶煎服，干者尤佳。**《保命集》云：有从标而得者，有从本而得者，有从标本而得者；六经之变，治各不同，细察色脉，知犯何经，随经标本，活法施治，此大法也。

脉候

霍乱，遍身转筋，肢冷，腹痛欲绝，脉洪易治，脉微，舌卷，囊缩者死。霍乱后，阳气已脱，或遗尿不知，或气少不语，或膏汗如珠，或大躁欲入水，或四肢不收，皆不可治。

理中汤

人参　干姜　白术各三钱　甘草炙，一钱

水二杯，煎一杯服。加附子，名附子理中汤。

二香散　治暑湿相搏，霍乱转筋，烦渴闷乱。

藿香　白术　厚朴　橘红　茯苓　半夏　紫苏桔梗　白芷　香薷　黄连　扁豆各一钱　大腹皮　甘草各五分

水二杯，姜五片，葱白三根，煎一杯服。

香薷散　霍乱诸证，皆宜服之。

厚朴去皮，姜汁炒　黄连姜汁炒，各二两　香薷四两甘草五钱

为末，每服四钱，水煎，不犯铁器，井中沉冷服。

桂苓白术散 暑食两伤，湿热，霍乱转筋。

桂枝 人参 白术 白茯苓各半两 泽泻 甘草 石膏 寒水石各一两 滑石二两

为细末，每服三钱，姜汤下。一方有木香、藿香、葛根各半两。

除湿汤 见泄泻。

五苓散 见伤寒。

苏合香丸 见真中风。

七气汤 治七情郁结，霍乱吐泻。

半夏汤洗 厚朴 白芍药 茯苓各二钱 桂心 紫苏 橘红 人参各一钱

水二盅，生姜七片，红枣一枚，煎一盅服。

吴茱黄汤 治冒暑，或伤冷物，或忍饥，或大怒，或乘舟车伤动胃气，转筋逆冷。

吴茱黄 木瓜 食盐各半两

同炒焦，水三升，煮令百沸，入药煎至二升服。如无药，用盐一撮，醋一盅，煎八分服。

通脉四逆汤

附子大者一枚，生用 干姜三两，强者四两 甘草炙，

二两

水三升，煮取一升一合，分温再服。

建中加木瓜柴胡汤

桂枝_{二两半} 芍药_{一两} 甘草_{一两} 胶饴_{半升} 生姜_{一两半} 大枣_{六枚} 木瓜 柴胡_{各五钱}

每服一两，水三杯，煎杯半，去渣，下饴两匙服。

六和汤

香薷_{二钱} 砂仁 半夏_{汤洗七次} 杏仁_{去皮尖，炒} 人参_{去芦} 甘草_{炙，各五分} 赤茯苓_{去皮} 藿香_{去土} 白扁豆_{姜汁略炒} 厚朴_{姜汁炒} 木瓜_{各一钱}

水二杯，姜五片，红枣一枚，煎一杯服。

藿香正气散　方见真中风。

厚朴汤　治干霍乱。

厚朴_{姜汁炒} 枳壳_{去瓤，麸炒} 高良姜 槟榔 朴硝_{各七钱半} 大黄_{炒，二两}

为末，每服三钱，水杯半，煎一杯服。

冬葵子汤　治干霍乱，二便不通，烦热闷乱。

冬葵子 滑石_研 香薷_{各二两} 木瓜_{一枚，去皮瓤}

为末，每服五钱，水三杯，煎一杯服，日服五次。

地浆法　于墙阴掘地约二尺许，入新汲水搅之，澄清，服一杯。既取土气，又取墙阴及新汲水，盖阴中之阴，能治阳中之阳。

呕吐哕

有声有物为呕，有物无声为吐，有声无物为哕。

经曰：诸逆冲上，皆属于火；诸呕吐酸，皆属于热。火性炎上，故逆上皆属于火，然诸脏诸经，各有逆气，则阴阳虚实，各自不同。实火可泻，芩连之属；虚火可补，参芪之属，不可不察也。胃热则呕，而酸者肝之味也，火盛金伤，不能制木，则肝木自甚，在《素问》则以为热，东垣又以吐酸为寒，何也？经言始受热中，东垣言未传寒中。总之，壮盛人多热，虚弱人多寒，若不以虚实形证为辨，非医矣。**寒气客于肠胃，厥逆上出，故痛而呕。**此经之言呕，亦主于寒客。**食则呕者，物盛满而上溢。**脾不能运化精微，则食满而呕，盖虚证也。**足太阴病，舌本强，食则呕。**脾脉连于舌本，故舌强而呕也。故寒气与新谷气俱还入于胃，新故相乱，真邪相攻，气并相逆，复出于胃，故为哕。东垣以有声无物为哕，盖指干呕也。而《内经》所谓哕者，盖呃逆也。即其论针刺者有云，病深者其声哕。又曰：哕者以草刺鼻嚏而已，无息而疾迎引之，立已，大惊之亦可已。此皆治呃逆之法，每试而必效者也。

愚按：古人以呕属阳明，多气多血，故有声有物，气血俱病也。吐属太阴，多血少气，故有物无声，血病也。哕属少阳，多气少血，故有声无物，气病也。独东垣以呕吐哕俱属脾胃虚弱，或寒气所客，或饮食所伤，致上逆而食不得下也。洁古老人从三焦分气、积、寒三因，上焦在胃口，上通天气，主纳而不出；中焦在中脘，上通天气，下通地气，主熟腐水谷；下焦在脐下，下通地气，主出而不纳。故上焦吐者皆从于气，气者天之阳也，其脉浮而洪，其证食已即吐，渴欲饮水，治当降气和中。中焦吐者，皆从于积，有阴有阳，气食相假，其脉浮而弦，其证或先痛后吐，或先吐后痛，法当去积和气。下焦吐者，皆从于寒，地道也，其脉大而迟，其证朝食暮吐，暮食朝吐，小便清利，大便不通，法当通其闭塞，温其寒气。后世更为分别，食刹则吐谓之呕，刹者，顷刻也，食才入口，即便吐出，用小半夏汤。食入则吐谓之暴吐，食才下咽，即便吐出，生姜橘皮汤。食已则吐谓之呕吐，食毕然后吐，橘皮半夏汤。食久则吐谓之反胃，食久则既入于胃矣，胃中不能别清浊，化精微则复反而出，水煮金花丸。食再则吐谓之翻胃，初食一次不吐也，第二次食下则吐，直从胃之下口翻腾吐出，易老紫沉丸。旦食暮吐，暮食朝吐，积一日之食，至六时之久，然后吐，此下焦病，半夏生姜大黄汤。以上诸证，吐愈速则愈在上，吐愈久则愈在下，阴阳虚实之间，未易黑白判也。古方通以半夏生姜为正剂，独东垣云：生姜止呕，但治表实气壅，若胃虚谷气不行，惟当补胃推扬谷气而已，故服小半夏汤不愈者，服大半夏汤立愈。挟寒者，喜热恶寒，肢冷脉小，或二陈汤加丁香、炮姜，或理中汤加枳实，并须冰冷与服，冷则不吐，诸药不效者，红豆丸，神效。挟热者，喜冷恶热，躁渴脉洪，二陈汤加黄连、栀子、竹茹、枇杷叶、干葛、生姜、芦根汁。气滞者，胀满不通，二陈汤加枳实、沉香、木香。痰饮者，遇冷即发，俗名冷涎泛，先以姜苏汤下灵砂丹，继以顺气之药。食积者，消导乃安，枳实、厚朴、苍术、神曲、麦芽、山楂、砂仁。吐而诸药不效，必假镇重以坠之，灵砂丹、养正丹。吐而中气久虚，必借谷食以和之，宜白术炒焦黑色，陈皮、茯苓、半夏、甘草、陈仓米、苡仁、谷芽，时时呷陈米饮。先吐后泻，身热腹闷，名曰漏气，此因上焦伤风，邪气内着，麦门冬汤。二便不通，气逆不续，名曰走哺，此因下焦实热，人参汤主之。干呕气逆，橘皮、生姜等分。恶心胃伤，虚者人参、橘红、茯苓、甘草、半夏、生姜，实者枳壳、砂仁、橘红、半夏、白蔻、藿香。呕苦，邪在胆经，黄连、甘草、生姜、橘皮、柴胡。吐酸责之肝脏，挟热者左金丸加白蔻、生姜、竹茹、栀子。挟寒者左金丸加丁香、干姜、白术、沉香。呕清水者多气虚，六君子汤加赤石脂。吐蛔虫者皆胃冷，理中汤加川椒五粒、槟榔五分，吞乌梅丸。详别其因，对证用药，不胶于一定之迹，方可应无穷之变耳！

脉候

阳紧阴数为吐，阳浮而数亦为吐。寸紧尺涩胸满而吐。寸口脉数者吐。紧而涩者难治。紧而滑者吐逆。脉弱而呕，小便复利，身有微热，见厥者死。呕吐大痛，色如青菜叶者死。

医案

兵尊高玄圃，久患呕吐，阅医颇众，病竟不减。余诊之曰：气口大而软，此谷气少而药气多也，且多犯辛剂，可以治表实，不可以治中虚；可以理气壅，不可以理气弱。投以熟半夏五钱、人参三钱、陈仓米一两、白蜜五匙，甘澜水煎服，二剂减，十剂安。

屯院孙潇湘，夏月食瓜果过多，得食辄呕，十日弗止，举家惊惶，千里迎余，比至，暑中已二十日矣。困顿床褥，手足如冰。余曰：两尺按之有神，胃气缕缕不绝，只因中气本弱，复为寒冷所伤耳。遂用红豆丸连进三服，至明日便能食粥，兼与理中汤加丁香、沉香。旬日之间，饮食如常。

小半夏汤 治呕定吐，开胃消食。

半夏汤洗　生姜留皮，各三钱

水一盏，煎六分服。加橘皮，名橘皮半夏汤。

大半夏汤　治胃虚呕吐。

半夏五钱，汤洗　人参三钱　白蜜二钱

水二碗，和蜜扬之二百四十遍，煮八分温服。

姜橘汤

橘皮去白　生姜留皮，各三钱

水一盏，煎六分服。

水煮金花丸　二陈汤　俱见痰饮。

理中汤　见伤寒。

紫沉香丸　治中焦吐，食积寒气作痛。

砂仁　半夏曲各三钱　乌梅去核　丁香　槟榔各二钱
沉香　杏仁去皮尖，炒　白术　木香各一钱　陈皮五钱
白豆蔻　巴豆霜各五分，另研

为末，醋糊丸，黍米大，每服五十丸，食后姜
汤下。反胃，用橘皮去白，以生姜、面裹纸封，烧
令熟，去面，煎汤，下紫沉丸一百粒，一日二服。

半夏生姜大黄汤

半夏　大黄各二两　生姜一两半

水五升，煮取三升，分温再服。

红豆丸 治呕逆膈气，反胃吐食。

丁香　胡椒　砂仁　红豆各二十一粒

为细末，姜汁糊丸，皂角子大，每服一丸，以大枣一枚，去核填药，面裹煨熟，去面细嚼，白汤下，日三服。

灵砂丹 治上盛下虚，痰盛吐逆。此丹最能镇坠，升降阴阳，调和五脏，补养元神。

水银一斤　硫黄四两

上二味，用新铫内炒成砂子，入水火鼎煅炼为末，糯米糊丸，麻子大，每服三丸，空心枣汤、米饮、井华水、人参汤任下。忌猪羊血、绿豆粉、冷滑之物。

养正丹 见真中风。

六君子汤 见真中风。

乌梅丸 见伤寒。

麦门冬汤 治漏气上焦伤风，腠理开，经气失道，邪气内着，身背热，肘臂痛，闷而吐泻。

麦门冬去心　生芦根　竹茹　白术各五两　甘草炙　茯苓各二两　人参　陈皮　葳蕤各三两

每服四钱，水盅半，姜五片，陈米一撮，煎七分服。

走哺人参汤 治大小便不通，下焦实热。

人参 黄芩 知母 葳蕤各三钱 芦根 竹茹 白术 栀子仁 陈皮各半两 石膏煅，一两

每服四钱，水盅半，煎七分服。

左金丸 治肝火吐酸水。名左金者，使金令左行，则肝木有制也。

黄连 吴茱萸各一两，同拌湿，焙干

上为细末，粥丸，煎白术陈皮汤下二钱。

药名索引

四画

八画

十画

十二画

方剂索引

四画

五画

六画

八画

十二画

十三画

《随身听中医传世经典系列》书目

一、医经类

黄帝内经·素问

黄帝内经·灵枢

内经知要

难经集注

二、伤寒金匮类

伤寒论

金匮要略

伤寒来苏集

伤寒贯珠集

注解伤寒论

三、诊法类

四诊抉微

濒湖脉学　奇经八脉考

脉诀汇辨

脉诀指掌病式图说

脉经

脉经直指

脉贯

脉理存真

赖氏脉案

辨症玉函　脉诀阐微

敖氏伤寒金镜录　伤寒舌鉴

诸病源候论

望诊遵经

四、本草方论类

本草备要

神农本草经百种录

神农本草经读

太平惠民和剂局方

汤头歌诀

医方集解

校正素问精要宣明论方

五、外科类

外科正宗

疡科心得集

洞天奥旨

六、妇科类

女科百问

女科要旨

傅青主女科

七、儿科类

小儿药证直诀

幼幼集成

幼科推拿秘书

八、疫病类

时病论

温疫论

温热经纬

温病条辨

九、针灸推拿类

十四经发挥

针灸大成

十、摄生调养类

饮膳正要

养生四要

随息居饮食谱

十一、杂著类

内外伤辨惑论

古今医案按

石室秘录

四圣心源　　　　　医学源流论

外经微言　　　　　医宗必读

兰室秘藏　　　　　串雅内外编

血证论　　　　　　证治汇补

医门法律　　　　　扁鹊心书

医林改错　　　　　笔花医镜

医法圆通　　　　　傅青主男科

医学三字经　　　　脾胃论

医学心悟　　　　　儒门事亲

医学启源

获取图书音频的步骤说明：

1. 使用微信"扫一扫"功能扫描书中二维码。

2. 注册用户，登录后输入激活码激活，即可免费听取音频（激活码仅可供一个账号激活，有效期为自激活之日起5年）。

上架建议：中医·古籍

ISBN 978-7-5214-2963-3

定价：58.00 元